LA
DYSENTERIE AMIBIENNE

ET LES

ENTÉRITES CHRONIQUES
DE GUERRE

PAR

Jacques CARLES

PROFESSEUR AGRÉGÉ

MÉDECIN DE L'HOPITAL SAINT ANDRÉ DE BORDEAUX

CHEF DE SECTEUR MÉDICAL

PARIS

VIGOT FRÈRES, ÉDITEURS

23, RUE DE L'ÉCOLE-DE-MÉDECINE

1918

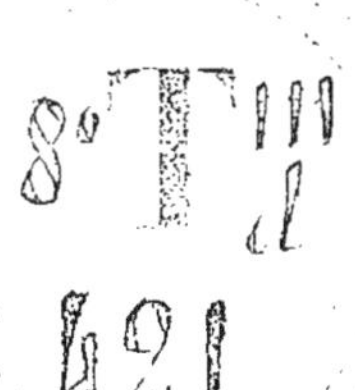

LA DYSENTERIE AMIBIENNE

ET LES

ENTÉRITES CHRONIQUES DE GUERRE

LA
DYSENTERIE AMIBIENNE

ET LES

ENTÉRITES CHRONIQUES

DE GUERRE

PAR

Jacques CARLES

PROFESSEUR AGRÉGÉ

MÉDECIN DE L'HOPITAL SAINT-ANDRÉ DE BORDEAUX

CHEF DE SECTEUR MÉDICAL

PARIS

VIGOT FRÈRES, ÉDITEURS

23, RUE DE L'ECOLE-DE-MÉDECINE

1918

INTRODUCTION

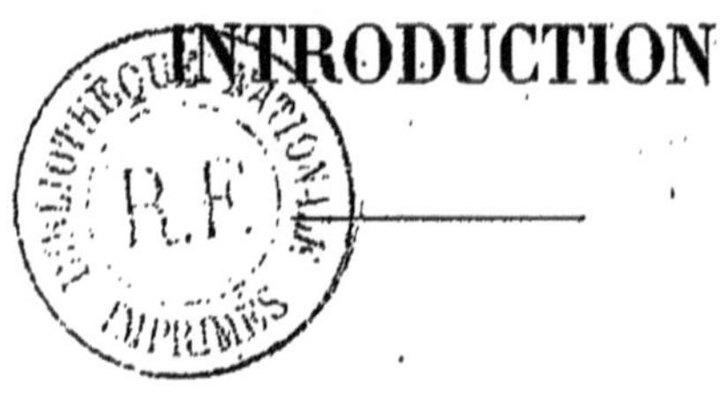

La dysenterie a toujours été pour les nations belligérantes un redoutable fléau.

Sans doute, au cours de la guerre actuelle, son importance a été très diminuée, grâce aux mesures prophylactiques prises et aux moyens thérapeutiques puissants qu'on peut maintenant lui opposer. Elle n'en conserve pas moins un intérêt d'actualité de premier ordre.

Le nombre important des cas observés a permis de compléter son histoire.

Il existe deux variétés de dysenterie. Elles sont entièrement distinctes par leur agent causal : ce sont d'une part la dysenterie amibienne, de l'autre les dysenteries bacillaires. L'étude de la première seule fera l'objet de ce travail.

La dysenterie amibienne n'est plus, aujourd'hui, l'apanage exclusif des pays chauds. On en comptait les cas autochtones avant la guerre. Depuis, elle est devenue, en France, une maladie presque commune.

Elle y a pris une importance tout à fait inattendue.

Maladie importée, elle a revêtu chez nous des allures cliniques nouvelles qui facilement la feraient méconnaître : formes aiguës typhoïdes, formes frustes, entérites chroniques, abcès du foie d'apparence spontanée, en sont des manifestations fréquentes.

Grâce à l'expérience acquise en ces dernières années, l'évolution de la dysenterie amibienne est maintenant bien connue. Elle doit être considérée non comme une maladie aiguë, mais bien comme une maladie chronique à poussées aiguës, ainsi que, en 1914, l'indiquait déjà le professeur Chauffard. Tout praticien doit en tenir compte pour le traitement efficace de ses malades.

L'observation et l'étude minutieuses des sujets suspects d'amibiase soulèvent des questions de diagnostic souvent épineuses et qu'il importe de savoir trancher. Les bacilles paratyphiques et dysentériques, divers parasites tels que Trichocéphales, Lamblia, Ankylostomes, Tetramitus, etc., peuvent provoquer divers troubles entéritiques. Ceux-ci en imposent pour une dysenterie amibienne soit traînante, soit en poussée de reviviscence. Les germes protéolytiques, facteurs des putréfactions intestinales, peuvent déterminer des manifestations analogues. Les recherches de laboratoire minutieuses et répétées, la découverte aujourd'hui facile des Entamibes dysentériques ou de leurs kystes, celle des parasites et des germes pathogènes surajoutés, permettront seules d'établir un diagnostic formel.

On ne perdra point de vue qu'une association de ces bacilles, de ces parasites divers ou des germes protéolytiques avec les amibes dysentériques est capable de créer parfois comme une maladie nouvelle. Ils sont pour les Entamibes ce que sont, par exemple, les streptocoques dans la diphtérie. Leur présence est susceptible de modifier entièrement l'évolution, tout comme le pronostic de l'affection. Tant qu'on ne les aura point fait disparaître par le traitement approprié, les manifestations de l'amibiase peuvent se prolonger et toute médication destinée à combattre la dysenterie elle-même peut rester inefficace. Enfin, l'amibiase peut s'associer à une insuffisance plus ou moins marquée des ferments digestifs, à une entéronévrose banale ou à une sympathose abdominale.

Par la médication spécifique antidysentérique seule, on ne saurait davantage obtenir ici un succès complet ; il est nécessaire d'y ajouter le traitement capable de modifier les troubles secrétoires ou le terrain nerveux spécial sur lequel évolue la dysenterie amibienne.

Ce petit livre est le résultat des nombreuses observations que nous avons pu faire chez les dysentériques pendant notre séjour à la IVe armée et dans les diverses formations de l'intérieur que nous avons eues à voir comme chef de secteur.

Malgré les difficultés actuelles des recherches bibliographiques, nous nous sommes efforcé d'indiquer dans ce travail les principales publications parues depuis la guerre sur la question. Nous souhaitons que sa lecture rende service aux praticiens appelés à soigner les dysentériques amibiens et les diverses entérites chroniques de guerre. Puisse-t-il leur fournir une ligne de conduite précise, tant pour établir un diagnostic souvent délicat, que pour formuler le traitement nécessaire à ces affections si polymorphes et parfois si rebelles à l'action thérapeutique.

La Dysenterie Amibienne
et les Entérites chroniques de Guerre

DÉFINITION

Nous désignerons sous le terme de *dysenterie amibienne* ou d'*amibiase*, l'ensemble des troubles aigus, subaigus ou chroniques consécutifs à l'infestation de l'organisme par un protozoaire dénommé par COUNCILMAN et LAFLEUR : l'*Entamœba dysenteriæ*.

La pénétration de l'*Entamœba dysenteriæ* se fait par la voie digestive. D'emblée elle détermine en général une colite infectieuse avec apparition de selles nombreuses, glaireuses, sanglantes. Coliques, ténesme, complètent le syndrome dysentérique initial. Cette première manifestation de la maladie est suivie de périodes de calme plus ou moins longues, alternant durant souvent des années, avec des poussées nouvelles aiguës ou subaiguës de reviviscence : l'amibiase, dont l'action initiale s'est traduite par une maladie d'apparence aiguë, devient finalement chronique.

Mais, d'autres fois, dès le début, elle est fruste, larvée ; elle évolue à bas bruit, affectant à l'origine les apparences d'une entérite chronique. « Camouflée » par l'association d'une infection surajoutée, elle peut prendre encore les allures cliniques les plus variées et les plus imprévues.

Dans les divers cas, des lésions de généralisation sous forme d'abcès du foie, du cerveau, du poumon, peuvent être observées. Parfois même, elles constituent le premier symptôme flagrant de la maladie.

J. CARLES 1*

Pour donner une idée complète de l'amibiase nous allons étudier successivement :

1º *Les conditions générales de propagation de la dysenterie amibienne;*

2º *Les agents déterminants* de l'amibiase ; l'*Entamœba dysenteriæ* et ses kystes;

3º Les *symptômes cliniques* si variés qui caractérisent l'infestation par l'*Entamœba dysenteriœ;*

4º Les *complications* qui peuvent survenir au cours de la dysenterie amibienne ;

5º Les *lésions* qui accompagnent la multiplication des parasites dans l'intestin et dans les organes secondairement envahis ;

6º Les *moyens de diagnostic* qui sont à notre disposition pour établir l'existence de la maladie;

7º La *façon de différencier l'amibiase* des autres entérites de guerre *et de reconnaître les associations parasitaires ou infectieuses diverses* qui modifient son allure clinique habituelle et son évolution ;

8º Les *éléments de gravité* variable de l'amibiase observée;

9º Le *traitement à opposer* à cette affection si spéciale et souvent si complexe.

I. — LES CONDITIONS GÉNÉRALES DE PROPAGATION DE LA DYSENTERIE AMIBIENNE

Elles sont multiples ; nous allons en étudier successivement les nombreux facteurs.

1º L'amibiase, affection des pays chauds. — L'amibiase est une maladie commune des pays chauds : elle est fréquente dans l'Inde, l'Indochine, la Cochinchine, l'Annam, le Tonkin, les Philippines. Elle se rencontre dans nos possessions d'Afrique : à Madagascar, au Soudan, au Sénégal, en Tunisie, en Algérie, au Maroc, en Tripolitaine. Elle sévit en Egypte et s'observe en Amérique aussi bien au Brésil, qu'au Mexique, à Cuba, à la Martinique, à la Guadeloupe.

En Europe, c'est à peine si elle est l'apanage de la Grèce, de la Turquie, de la Crète. L'Espagne paraissait indemne : MARTINEZ (1) a fait voir récemment qu'en Andalousie bien des colites, qui paraissaient banales, sont de nature amibienne.

2° L'amibiase, exceptionnelle dans nos climats avant la guerre, y constitue actuellement presque une maladie courante. — Avant la guerre de 1914, DOPTER (2) avait insisté sur le danger que présentent certains anciens coloniaux. Il avait fait ressortir la possibilité d'une importation de l'amibiase dans nos climats par leur intermédiaire.

La guerre, en nous amenant de nombreuses troupes, des travailleurs du Maroc et de nos diverses colonies, a réalisé cette importation.

L'amibiase, maladie exceptionnelle jusqu'ici en France, y est devenue maintenant presque une maladie courante (3). Il importe à chacun de savoir la dépister à temps pour pouvoir la traiter comme il convient.

3° La contagion de la dysenterie amibienne. Le rôle des « semeurs de kystes ». — a) *Les semeurs de kystes.* — Un sujet atteint une première

---

(1) MARTINEZ. Les premiers cas de Dysenterie tropicale en Espagne. *Presse Médicale*, 29 juin 1916.

(2) DOPTER. *Société Médicale des Hôpitaux*, 1904.

(3) Voir à ce sujet : CARNOT et TURQUETY. Les maladies d'importation exotique depuis la guerre. *Paris Médical*, 1er décembre 1917.

fois d'amibiase, un colonial, par exemple, n'est pas seulement contagieux au moment de la poussée aiguë initiale : il reste porteur de germes, amibes ou kystes, durant parfois de longues années. Sans doute, pendant quelques mois, tout peut rentrer dans l'ordre ; les examens répétés des selles montrent qu'amibes ou kystes ont disparu. Mais, l'été surtout, à l'occasion d'une poussée de reviviscence banale, la multiplication et l'élimination des Entamibes recommencent. Ces malades que l'on croyait guéris, restent des « semeurs de germes ». Il y a là quelque chose d'équivalent à ce que nous constatons aussi bien dans la tuberculose et le paludisme. Le paludéen, pas plus que le dysentérique amibien, n'est sans cesse un « réservoir à virus ». Pratiquement, il le devient seulement au moment où les hématozoaires accumulés dans sa rate se disséminent dans son sang en provoquant des accès. De même, le tuberculeux élimine surtout des bacilles à l'occasion des poussées évolutives. Il y a, à ce point de vue, entre ces deux maladies un rapprochement intéressant.

Un fait important est à retenir au sujet des « semeurs d'amibes » : les matières desséchées sont beaucoup plus dangereuses que celles qui viennent d'être émises.

Dans les déjections fraîches peuvent ne se trouver que des amibes. La résistance de ces dernières à l'action du froid et du desséchement est faible. Dans les matières desséchées, les kystes peuvent être très nombreux. Ce sont eux dont la dissémination facile engendre très vite la maladie.

A cet égard, l'expérience de SCHAUDINN indiquée par MM. VINCENT et MURATET (1) paraît des plus décisives.

---

(1) VINCENT ET MURATET. *Dysenteries. Choléra asiatique et Typhus exanthématique.* Collection Horizon. Masson et Cie, éditeur, 1917.

On fait absorber à un jeune chat des déjections fraîches de dysentérique amibien : il les supporte admirablement. Elles ne contenaient que des Amibes, vite détruites par le suc gastrique. A un autre chat, au contraire, ou encore à ce même chat qui a survécu, on fait ingérer des matières desséchées. Si elles contiennent des kystes, ce chat contracte vite la dysenterie (1). Grâce à sadouble membrane d'enveloppe, le kyste a résisté à l'action du suc gastrique. Il se développe ensuite à l'aise et peut pulluler dans la cavité intestinale.

b) *Les modes de contagion.* — Connaissant le rôle des « semeurs de kystes », dans l'apparition de la maladie, il nous reste à dire comment celle-ci se développe.

Etudions à ce point de vue d'abord le rôle important de la contagion directe, puis celui de la contagion indirecte.

La *contagion directe* est rare. C'est celle que l'on observe dans les laboratoires, chez les médecins ou les garçons de salle qui n'observent pas les précautions nécessaires dans le maniement des selles ou des animaux infectés. C'est encore par la contagion directe que se contaminent certains infirmiers malpropres s'infectant au contact d'amibiens, porteurs de kystes.

Ces divers cas sont la reproduction clinique de l'expérience de laboratoire très démonstrative de JURGENS : Il met dans la même cage deux jeunes chats sains et un chat dysentérique. Tous les trois ne tardent pas à présenter également de la dysenterie.

---

(1) Ce fait n'est pas absolu. Le jeune chat ne nous paraît pas avoir la réceptivité spécifique certaine signalée par tous les auteurs. Nous avons observé plusieurs jeunes chats qui ont parfaitement résisté à l'absorption répétée de selles riches en kystes dysentériques. On ne saurait donc faire état d'une façon formelle de la résistance du jeune chat pour écarter le diagnostic de dysenterie amibienne.

Cette expérience démonstrative vient d'être curieusement réalisée par le hasard dans un corps de troupes. MM. Fusch et Bouchet (1) racontent que parmi les hommes confiés à leurs soins, ils virent brusquement apparaître quatre abcès du foie. L'enquête faite permit d'en attribuer l'origine à l'infection réalisée par le caporal d'ordinaire d'une compagnie. Cet homme, ancien habitant de Beyrouth, et probablement dysentérique amibien latent, distribuait selon toute apparence à ses hommes des kystes amibiens avec le pain et les aliments. « Semeur de kystes », il réalisait auprès d'hommes encore sains, le rôle du chat dysentérique de Jurgens auprès des deux animaux jusque là indemnes.

La *contagion indirecte* est des plus communes. Cela se comprend quand on songe aux quantités considérables de kystes constamment éliminés avec les matières fécales des porteurs de germes. Ils en sèment partout et le kyste résistant aux intempéries devient l'agent rapide de la dissémination amibienne.

Le soldat dans la tranchée boueuse aura vite fait de souiller ses mains et ses ongles avec la terre surchargée de kystes. A l'occasion des repas, l'infestation devient facile. C'est l'explication de beaucoup de ces petites épidémies frappant les troupes qui prennent les tranchées où ont séjourné des régiments coloniaux ; d'autres fois, avec les poussières, le vent transporte sur les fruits, les aliments divers, les kystes provenant de matières fécales desséchées. L'eau de boisson peut encore servir de vecteur ; les kystes s'y conservent fort bien, de neuf à treize jours (Vincent et Muratet). Peut-être même peuvent-ils s'y développer et s'y multiplier en se nourrissant de bactéries. Il est indé-

____

(1) Fuchs et Bouchet. Une petite épidémie d'amibiase sur le front. *Presse Médicale*, 6 août 1917.

niable qu'aux colonies, en particulier, l'eau de boisson contaminée est un facteur important de diffusion de dysenterie amibienne. Les recherches de Noc (1) ont montré que bien des sources y sont polluées et riches en amibes. Il suffit d'imposer l'usage de l'eau bouillie ou de l'eau filtrée pour voir se limiter les cas jusque là nombreux de dysenterie amibienne observée. Si les Chinois paraissent à l'abri de cette infection, c'est dû certainement en grande partie à leur emploi exclusif d'eau bouillie, comme boisson, sous forme de thé (Talot).

Accessoirement, on peut incriminer l'eau d'arrosage polluée et répandue sur des légumes. Les mouches, aux pattes chargées de kystes qu'elles ont pris sur les matières fécales amibiennes et butinant de là sur les aliments, peuvent être aussi les agents de dissémination de la maladie (Job et Hirtzmann), (E. Roubaud) (2), (Wenyon et O'Connor) (3).

Il importe de relater encore la contagion possible à l'aide d'instruments mal désinfectés après usage chez un dysentérique, tels que : canules rectales, bocks laveurs, thermomètres servant à prendre la température rectale. Enfin, on a cité des cas de contagion éventuelle au moyen de vêtements, linges, literie, objets divers, souillés par des matières fécales provenant d'amibiens.

De cet exposé rapide, il résulte que *l'agent initial de contagion est surtout l'ancien dysentérique ayant repris les apparences d'un sujet sain*. Il va, semant partout, à certaines périodes, les kystes dangereux qui diffusent. Boue, poussière, eau potable, fruits, mouches, etc., servent d'intermédiaires pour produire la contagion.

---

(1) Noc. *Annales Institut Pasteur* (25 mars 1909).
(2) Roubaud. *Bull. Soc. Pathol. Exot.*, mars 1918.
(3) Wenyon and O'Connor. *Journal R. A. M. C.*, May 1917.

c) *Les causes prédisposantes de l'infection.* — A côté de l'élément infectieux nécessaire, le terrain joue un rôle capital. Sans terrain favorable, souvent point d'amibiase. Noc (1) n'a-t-il pas montré qu'aux colonies bien des sujets restent « porteurs de kystes » sans présenter nécessairement pour cela des manifestations dysentériques. Depuis, MATHIS et MERCIER (2), RAVAUT et KROLUNITSKY (3) ont constaté que bien des sujets n'ayant jamais été aux colonies, n'ayant jamais présenté de troubles dysentériques, sont cependant des porteurs de kystes. VINCENT (4) avait déjà signalé ces longues périodes de latence qui peuvent s'écouler après l'infection première.

Ne font et ne feront, semble-t-il, de l'amibiase que les sujets, contaminés sans doute, mais chez lesquels agissent en même temps des causes prédisposantes, diminuant la force de résistance de l'organisme infecté.

Parmi ces causes, nous signalerons les *refroidissements*, soit brusques, soit prolongés. Pour l'amibiase, le rappel de l'expérience de la poule, inoculée de B. charbonneuse par PASTEUR et restant saine, sauf si ses pattes sont longuement refroidies, conserve toute sa valeur.

Citons encore l'action du *surmenage* physique et moral, des émotions prolongées, de *l'alcoolisme*, de *l'alimentation défectueuse*, toutes causes capables d'entraîner des *désordres gastro-intestinaux*.

---

(1) Noc. Recherches sur la dysenterie amibienne en Cochinchine, *Annales Institut Pasteur*, XXIII, p. 177, 1909.

(2) MATHIS et MERCIER. L'amibe de la dysenterie. *Bulletin Institut Pasteur*, 15 novembre 1916.

(3) RAVAUT et KROLUNISTKY. Les kystes amibiens, importance de leur recherche dans le diagnostic et la pathogénie de la dysenterie amibienne. *Presse médicale*, juillet 1916.

(4) VINCENT. Note sur la latence prolongée de l'amibe dysentérique dans l'intestin humain. Les « porteurs d'amibes ». *Bulletin de la Soc. de Pathol. Exot.*, n° 2, 1909, p. 78.

Cet affaiblissement dans les fonctions digestives était noté depuis longtemps comme une cause importante de l'apparition de la dysenterie.

Nous en connaissons la raison aujourd'hui, sachant que les amibes ne pullulent facilement qu'en symbiose avec certains germes bactériens aux dépens desquels elles se nourrissent.

Aux diverses causes d'affaiblissement général prédisposantes à la dysenterie, il convient d'ajouter : les *infections générales*, par exemple le paludisme et les infections typhoïdiques. Dans cet ordre d'idées, nous avons observé deux cas assez typiques (1). Dans le premier, il s'agissait d'un malade ayant contracté la dysenterie à Tlemcen en 1891 ; le second malade l'avait eue en Cochinchine en 1908. Tous les deux, depuis ce moment, étaient fréquemment sujets à des poussées subaiguës de reviviscence (2). A l'occasion d'une fièvre paratyphoïde B, confirmée par l'hémoculture et la présence de B. paratyphiques dans les selles, ils firent une rechute de dysenterie amibienne tenace. La paratyphoïde guérie, leur diarrhée prolongée, avec coliques et glaires sanguinolentes, ne put disparaître qu'à la suite des seules injections d'émétine.

La simple *vaccination anti-typhoïdique* elle-même constitue une cause d'affaiblissement suffisante pour permettre la réapparition de la dysenterie amibienne chez les sujets infectés. Bouyer (3) a cité à cet égard un exemple fort démonstratif.

---

(1) Jacques Carles. Fièvres paratyphoïdes et dysenteries. *Progrès Médical*, 10 février 1917.

(2) Jacques Carles et Froussard. Les reviviscences de la dysenterie amibienne. *Progrès Médical*, 5 décembre 1916.

(3) Bouyer. *Journal de Médecine de Bordeaux*, février 1917. Crises de dysenterie amibienne après vaccination antityphique chez un « porteur de germes ».

Ce rôle important des causes secondes dans l'éclosion de la dysenterie a d'ailleurs la même valeur dans l'apparition de toutes les maladies infectieuses. Leur intervention dans l'amibiase n'est-elle pas, par exemple, à rapprocher encore de ce qui existe pour le paludisme ?

Des sujets infectés depuis des mois, présentant des hématozoaires dans leur sang depuis longtemps, ne font souvent leur premier accès fébrile ou leur premier accident paludéen qu'à l'occasion d'une marche forcée, d'un coup de chaleur, d'un refroidissement (GARIN) (1), d'une maladie infectieuse.

Le rapprochement s'impose, la corrélation entre les deux maladies est évidente.

II. — LES AGENTS DÉTERMINANTS DE L'AMIBIASE

L'ENTAMŒBA DYSENTERIÆ ET SES KYSTES (2)

L'*Entamœba dysenteriæ* se présente sous trois types très différents, selon les milieux plus ou moins favorables dans lesquels elle évolue. Ce sont :

a) La *forme histolytica*.

b) La *forme tetragena*.

c) La *forme minuta*.

Quand ses conditions de développement deviennent défavorables, elle prend une forme végétative et donne naissance à des *kystes*.

---

(1) GARIN. La genèse du paludisme. *Presse Médicale*, 4 juin 1917.

(2) Pour plus de détails sur la question voir l'intéressante revue de MM. MATHIS et MERCIER : L'amibe de la dysenterie, *Bull. de l'Institut Pasteur*, Tome XIV, n° 21, 15 novembre 1916.

Etudions successivement chacune de ces formes de l'*Entamœba dysenteriæ* (Voir figure 1).

a) **La forme histolytica.** — C'est celle que l'on observe à l'examen des selles mucoso-sanguinolentes du dysentérique amibien en poussée aiguë. On la

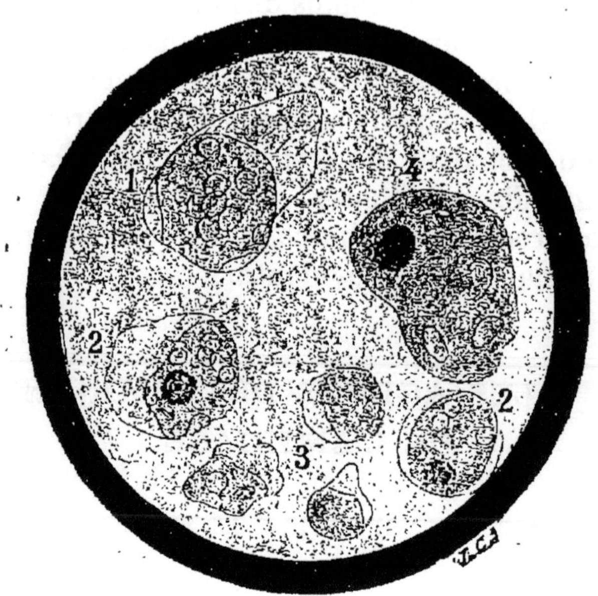

Fig. 1. — Les diverses variétés d'Entamibes de la dysenterie et l'*Entamœba coli*.

1° *Forme histolytica.* — 25 à 40 μ. Endoplasme et ectoplasme bien différenciés, noyau peu visible, nombreuses hématies incluses.
2° *Forme tetragena.* — 20 à 25 μ. Différenciation marquée de l'ectoplasme et de l'endoplasme, noyau très apparent, quelques hématies ncluses.
3° *Forme minuta.* — 10 à 20 μ. Noyau peu visible, endoplasme peu distinct, hématies en petit nombre.
4° *Entamœba coli.* — 20 à 30 μ. Pas de différenciation entre l'ectoplasme et l'endoplasme, noyau très visible, ne contient pas d'hématies.

trouve aussi dans le pus de l'hépatite suppurée ou de toute autre localisation purulente amibienne. Elle paraît correspondre à un état de virulence momentanément accru de l'Entamibe, se développant en milieu particulièrement favorable. C'est une forme passagère.

Elle possède une action nécrosante, due à la sécrétion d'une toxine spéciale (DOPTER). Grâce à celle-ci, il y a destruction des tissus envahis, soit au niveau de l'intestin dont les parois finissent par être corrodées et creusées comme un bois vermoulu, soit au niveau du foie dont la substance elle-même est détruite.

Examinée dans des conditions favorables (voir *Diagnostic*, p. 51) l'*Entamœba* type *histolytica* apparaît avec des dimensions de 25 à 40 μ ; elle est formée d'une partie centrale, sombre, granuleuse, bien différenciée : *l'endoplasme*, et d'une couche externe, hyaline, *l'ecto-plasme*. L'endoplasme est bourré de débris cellulaires et en particulier de globules rouges. On peut en compter 8 à 12 plus ou moins altérés dans une Entamibe bien vigoureuse.

L'*E. histolytica* possède un noyau rond avec nucléole ; mais, sur l'amibe vivante, il est peu visible. Il n'apparaît avec netteté que sur les préparations colorées.

L'*Entamœba* bien vivante est animée de mouvements amiboïdes vigoureux, très rapides. Au cours de ces mouvements, l'endoplasme paraît entraîné par l'ectoplasme et suit tous ses déplacements. Globules rouges et débris divers sont brassés et passent rapidement comme transvasés dans les prolongements émis sans cesse par l'*Entamœba*.

Examinée en milieu chaud et favorable, elle conserve très longtemps sa vitalité et ses mouvements. En les maintenant en lames lutées, nous avons observé des Amibes en pleine activité au bout de huit et douze heures.

L'hiver, ou en milieu froid, comme d'ailleurs toutes les Amibes, elles perdent très vite leurs mouvements, au point d'apparaître même d'emblée sous forme de grandes cellules rondes uniformément granuleuses. On peut réactiver alors les mouvements de l'*Entamœba* en la réchauffant. Pour cela, on a recours à un petit tampon imbibé d'alcool et enflammé que l'on passe rapidement sous la lame examinée (MATHIS). On réchauffe encore la préparation à l'aide d'un insufflateur de dentiste dont la tige a été préalablement chauffée dans un bec Bunsen (RAVAUT et KROLUNITZKY) (1). Plus simplement, on a recours pour l'éclairage du microscope à une lampe à gaz dont le rayonnement chaud ramène et conserve longtemps la vitalité de l'amibe. C'est la méthode que personnellement nous employons le plus communément ; elle nous a toujours donné satisfaction.

b) **La forme tetragena.** — Elle se rencontre dans les mucosités sanguinolentes des dysentériques en voie d'amélioration (W. JAMES) et même dans les selles de sujets cliniquement guéris (AKASKI). Bien souvent nous l'avons observée en examinant au lit même des malades des parcelles mucoso-purulentes prélevées, grâce à la rectoscopie, sur les ulcérations recto-coliques des dysentériques chroniques.

La forme *tetragena* est d'une ténacité désespérante et, chez quelques malades, elle résiste fort longtemps, aussi bien à l'action de l'émétine qu'à celle d'un traitement local.

Elle mesure 20 à 25 μ, a des mouvements amiboïdes lents. La différenciation du cytoplasme en endoplasme et en ectoplasme est moins marquée que pour l'*histolytica*, mais cependant elle est encore très nette. Son noyau, de 4 à 5 μ, est très apparent avec des granulations réfringentes et un caryosome central bien visible. Ses vacuoles peuvent contenir des hématies, mais toujours en petit nombre.

c) **La forme minuta.** — Elle a aussi des mouvements paresseux, un endoplasme et un ectoplasme à limites peu tranchées, des vacuoles peu riches en

____

(1) RAVAUT et KROLUNITSKY. *Presse Médicale*, 28 juin 1917.

hématies. Elle se différencie de la *tetragena* par sa petite taille de 10 à 20 μ et l'existence d'un noyau que l'on voit difficilement sur l'amibe à l'état frais. Elle est considérée comme une génération prékystique (DARLING, cité par CRAIG). On la trouve dans les selles des dysentériques graves ; mais elle est surtout commune chez les convalescents ou dans les dysenteries à forme fruste.

d) **Les kystes de l'Entamœba dysenteriæ.** — Ils constituent la « phase végétative » de *l'Entamœba dysenteriæ* et apparaissent chaque fois que les conditions d'existence de l'amibe deviennent difficiles. Dans ce cas, celle-ci, au lieu de se multiplier par division comme normalement, émet un bourgeonnement. Ce dernier s'entoure d'une membrane d'enveloppe, condense son cytoplasme et multiplie son noyau primitif jusqu'à en former deux, trois et même quatre. Le noyau primitif du kyste constitue, comme ses corps chromidiaux, une émanation du noyau même de l'amibe mère.

Grâce à sa double membrane, le kyste résiste même à des solutions de potasse ou de soude à 20 p. 100. Il conserve longtemps et facilement sa vitalité dans les eaux potables, dans la boue et même sous forme de poussières.

Amené par ingestion, dans la portion initiale de l'intestin grêle d'un sujet sain, il s'y développe et donne naissance à deux, trois, quatre amibes filles. Si le terrain est favorable, la dysenterie ne tardera pas à se manifester.

A l'examen, les kystes de l'*Entamœba dysenteriæ* se présentent sous forme de petites sphères, d'aspect très finement granuleux ; exceptionnellement, ils sont ovales. Leurs dimensions sont de 12 μ 5 à 14 μ, leur double paroi bien distincte, la présence de un à quatre noyaux avec un chromidium très réfringent sont des caractères qui permettent de facilement les reconnaître. (Voir *Diagnostic*, p. 62 et fig. 10).

On les observe très longtemps dans les selles des anciens dysentériques ; mais ils peuvent se rencontrer, nous l'avons vu, même chez des sujets n'ayant eu encore aucune manifestation de dysenterie.

Le « semeur de kystes » ne souffrira des germes dont il est porteur qu'au jour où, devenu terrain favorable, l'amoindrissement de la résistance générale de son organisme permettra leur parfait développement.

III. — LES SIGNES CLINIQUES
DE LA DYSENTERIE AMIBIENNE

L'amibiase intestinale constitue essentiellement une maladie chronique avec poussées aiguës (CHAUFFARD) (1). Elle peut, à ce point de vue, être comparée à la syphilis ou au paludisme.

La première poussée, celle qui correspond à la réalisation de l'infection, revêt des allures fort variées. De ce fait, on peut décrire diverses formes cliniques.

Il en est à début brusque, aigu, ce sont :

1º La *forme aiguë commune*,

2º La *forme suraiguë septicémique*.

3º La *forme cholériforme*.

D'autres ont d'emblée une allure torpide, ce sont :

4º Les *formes frustes, bénignes*,

5º Les *formes « camouflées »*,

6º Les *formes chroniques*.

Ces trois dernières formes, en particulier, ont été fréquentes au cours de la guerre actuelle.

---

(1) CHAUFFARD. La dysenterie amibienne chronique. *Presse Médicale*, 14 mai 1913. Les rechutes dans la dysenterie amibienne. *Bull. Médical*, 13 décembre 1913.

Il semble que les différences profondes observées dans les apparences cliniques du début de la maladie soient sous la dépendance des conditions variables de terrain, de virulence, d'association de germes ou de parasites surajoutés à l'amibiase.

Quoi qu'il en soit, et malgré leur gravité différente, les diverses formes du début de la maladie aboutissent toutes à la même évolution chronique.

Etudions successivement les différents aspects cliniques de l'amibiase.

1º Forme aiguë commune. — Elle réalise tous les signes du syndrome dysentérique classique. Elle comporte donc une période de début, une période d'état, une période de terminaison qui est ici, le plus souvent, une période de chronicité.

La *période de début* fait défaut en général dans les dysenteries bacillaires ; dans la dysenterie amibienne, au contraire, elle manque rarement.

Le sujet commence par présenter durant quelques jours de la diarrhée banale, il a la langue sale, la soif est exagérée. A ce moment, pas de fièvre, mais simple fatigue. On observe en un mot tous les signes d'un embarras gastro-intestinal léger. C'est, en général, au bout de huit à dix jours seulement que peu à peu, par aggravation progressive des symptômes, le syndrome dysentérique complet se trouve constitué.

La *période d'état* est caractérisée par l'apparition de trois grands symptômes :

a) Les douleurs abdominales,

b) Le ténesme,

c) L'émission de selles très spéciales.

a) *Douleurs abdominales.* — Elles sont spontanées, intermittentes en général, constantes seulement dans les formes graves. Elles peuvent être généralisées à tout l'abdomen. Le plus souvent, elles restent localisées déterminant une impression de barre transversale douloureuse sur le trajet du côlon transverse. Ces douleurs spontanées sont calmées momentanément par les évacuations.

Les douleurs provoquées ont leur maximum au niveau de la fosse iliaque gauche. La raison en est dans l'existence du maximum des lésions intestinales au niveau de l'S iliaque et de la partie terminale du côlon. Parfois, tout le trajet du gros intestin est sensible et en particulier le cœcum au niveau duquel les ulcérations sont fréquentes. Ces douleurs provoquées manquent dans les cas très graves ou s'atténuent et disparaissent quelques heures ou quelques jours avant la mort.

b) *Ténesme.* — Il consiste en une sensation douloureuse de tension, de corps étranger rectal avec un besoin incessant d'aller à la selle. Le malade a, de ce fait, des efforts constants qui n'aboutissent qu'à l'expulsion de quelques glaires. Le passage de celles-ci détermine une sensation atroce de brûlure, de déchirure qui peut arracher des cris au malade. Dans les cas graves, l'anus reste béant par suite de la paralysie du sphincter ; il peut même y avoir chute du rectum.

Le ténesme vésical avec envie incessante d'uriner et douleurs violentes à la moindre miction, peut se surajouter aux troubles existants et augmenter encore le supplice subi par le dysentérique. Il semble que le ténesme soit particulièrement violent dans les cas où prédominent les lésions rectales. Les coliques, au contraire, seraient surtout l'apanage des dysenteries dans lesquelles prédominent les lésions cœcales (PATRICK et MANSON).

c) *Emission de selles spéciales.* — Les selles sont des plus abondantes dans la dysenterie bacillaire.

Dans la dysenterie amibienne aiguë, elles sont moins fréquentes et dépassent rarement 10 à 15 par jour. D'ailleurs, elles ne sont point constituées par des matières fécales. Le dysentérique aigu est un véritable constipé : ce qu'il rejette se réduit à des exsudats inflammatoires. Ceux-ci proviennent du gros intestin ulcéré, ce sont des sortes de crachats intestinaux. Tout au début, ils sont muqueux, visqueux, rappelant le blanc d'œuf, il s'y mêle des parties floconneuses, grumeleuses, ayant l'apparence de grains de riz. On peut y trouver encore des membranes, ce qui a fait comparer les selles du dysentérique à des « râclures de boyaux ».

Plus tard, les selles deviennent mucoso-sanglantes. Striées de sang, d'apparence rouillées, elles rappellent tout à fait l'aspect des crachats du pneumonique.

Finalement, elles sont séro-sanglantes. De la muqueuse intestinale nécrosée, cruentée, exsude sans cesse un liquide séreux, horriblement fétide, comparé à de la « lavure de chair ». Ce liquide peut devenir hémorragique : le malade rejette alors en abondance du sang rouge ou noir et d'abondants caillots. Les selles peuvent devenir gangreneuses ; dans ce cas, elles charrient des débris fétides de putrilage et des lambeaux sphacélés. On donne à cette variété de dysenterie le nom de *dysenterie à forme gangreneuse*. Dans cette variété, les selles deviennent vite de plus en plus nombreuses, l'anus reste en général béant et il finit par y avoir incontinence de cette lavure de chair spéciale, horriblement fétide. En même temps, on note un amaigrissement rapide, un teint terreux. Le malade est devenu un mourant avec ses traits effilés, ses yeux excavés, ses sueurs froides, son hoquet, son pouls de plus en plus petit. Il ne tarde pas à succomber après avoir présenté pendant plusieurs heures une disparition complète de toute douleur.

L'évolution de cette forme aiguë commune se fait en dix ou vingt jours, rarement davantage ; mais il faut reconnaître que tous ces symptômes classiques du syndrome dysentérique ont été peu observés au cours de la guerre actuelle. Ce sont, souvent, moins des exsudats inflammatoires ou gangreneux que rend le malade, que des selles molles, liquides, en « bouse de vache ».

Ténesme et douleurs abdominales sont en même temps plus ou moins atténués.

Période de chronicité. — L'évolution fatale et même les formes graves sont rares aujourd'hui grâce à l'émétine. Par son emploi, aussitôt le diagnostic établi, on voit survenir une amélioration rapide, surprenante, magique.

Dès la première piqûre, les coliques, les douleurs cessent, les forces, le sommeil réapparaissent. En quelques heures, survient la polyurie critique avec décharge chlorurée et la bradycardie avec hypothermie, spéciales à la terminaison heureuse de toutes les maladies infectieuses.

La guérison survient rapidement ; elle pourrait passer pour définitive. Mais, chez beaucoup, après une accalmie plus ou moins longue, de quelques jours à quelques semaines, parfois même de plusieurs mois, on voit se produire des reviviscences souvent très graves. Elles témoignent de la persistance de la maladie. La première atteinte en avait constitué seulement l'accident initial.

2° **Forme suraiguë et septicémique.** — La forme suraiguë, bien décrite par Marcel BLOCH (1), peut simuler une fièvre typhoïde grave. Elle s'accompagne

____

(1) Marcel BLOCH. L'amibiase suraiguë. *Soc. Méd. Hôp.*, 17 novembre 1916.

d'hémorragies intestinales fréquentes ou même de péritonite. La mort en est la conséquence ordinaire et s'observe au bout de quinze jours ou trois semaines.

Cette allure clinique particulière de l'amibiase paraît en rapport avec l'existence de lésions profondes généralisées du côlon et avec une suppuration diffuse de toute la masse hépatique, sans tendance à la limitation ou à l'enkystement sous forme d'abcès.

De cette forme, il faut rapprocher la *forme septicémique*. D'après DOPTER (1), de nombreux germes d'infections secondaires pénètrent dans le sang à la faveur des ulcérations intestinales produites par l'*Entamœba dysenteriæ*. Ils peuvent être la cause d'une véritable septicémie dont les symptômes propres se surajoutent à ceux de l'amibiase.

Aux phénomènes dysentériques habituels, on voit alors se superposer tous les symptômes de l'infection générale : les frissons, la température élevée à grandes oscillations, la sécheresse de la langue, la prostration ou le délire, les vomissements. Parfois, à la septicémie succède la pyohémie avec ses abcès multiples, ses eschares, ses hémorragies graves, ses épistaxis, son purpura, ses entérorragies.

La mort est la règle dans ces formes heureusement exceptionnelles. Elle survient dans l'hyperthermie au milieu des troubles délirants, mais plus souvent dans le collapsus.

La simple association de la dysenterie bacillaire à la dysenterie amibienne est susceptible de produire cette forme septicémique (RAVAUT et KROLUNITSKY (2) GRALL (3). Mais les germes infectieux les plus divers peuvent en être la cause déterminante.

---

(1) DOPTER. *Les Dysenteries*. 1910, Oct. Doin, éditeur.
(2) RAVAUT et KROLUNITSKY. *Soc. Méd. Hôp.*, 9 juin 1916
(3) GRALL. *Bull. Soc. Path. Exot.*, 10 janvier 1917.

3º **La forme cholériforme** est caractérisée par une diarrhée incoercible accompagnée de vomissements et d'asthénie. Le pouls est rapide, hypotendu, l'algidité est constante.

D'après Ch. MATTEI, cette forme serait la conséquence de la triple insuffisance surrénale, rénale et hépatique, observée dans les conditions de vie spéciales du soldat en campagne et surajoutée à l'infection amibienne.

4º **Formes frustes, bénignes.** — A côté des formes aiguës graves que nous venons de décrire, il en est d'autres dans lesquelles l'infection par l'*Entamœba dysenteriæ* débute au contraire de façon tout à fait insidieuse.

Ces formes frustes, bénignes au début, ont été particulièrement fréquentes au cours de la guerre actuelle.

Les cas ne se comptent plus de malades chez lesquels la dysenterie amibienne revêt les allures d'une simple diarrhée tout à fait indolore, à peine incommodante. Seul, l'examen systématique et répété permet de déceler la présence de kystes dysentériques dans les selles de ces sujets qui ont presque une santé parfaite.

D'autre fois, l'amibiase se traduit par l'apparition d'une entérite dysentériforme très courte ; c'est à peine si, durant un jour ou deux, le malade ressent quelques coliques et rejette quelques selles glaireuses et sanglantes.

Enfin, chez des sujets qui semblent n'avoir présenté jusque là aucun phénomène dysentérique, la brusque apparition d'un abcès du foie permet seule parfois de soupçonner l'existence de l'amibiase. RATHERY et BISCH (1), RIVES et HUET (2), CADE et

---

(1) RATHERY et BISCH. Abcès du foie et diarrhée des tranchées. *Presse Médicale*, 6 juillet 1916.
(2) RIVES et HUET. Abcès sous-phrénique d'origine hépatique

Vaucher (1), nous-même et A. Charrier (2), Fuchs et Bouchet (3), Boidin et Dujarric de la Rivière (4), Ameuille et Tillaye (5), Fiessinger et Leroy (6) ont cité une série de faits de ce genre.

En présence des moindres troubles intestinaux, on ne saurait donc trop multiplier les recherches parasitologiques. Elles seules sont capables de faire reconnaître à temps l'existence de ces dysenteries amibiennes à forme larvée bénigne, dont les complications peuvent être cependant redoutables et dont les dangers de contagion sont constants.

5° **Formes « camouflées »**. — La dysenterie amibienne peut encore traduire son existence par des symptômes tout à fait anormaux et inattendus. Boidin et Dujarric de la Rivière (6) ont observé par exemple des malades qui présentaient tous les signes d'une affection paratyphoïde traînante à forme cachectisante ; c'est seulement au bout de mois et de mois, l'hémoculture restant négative et grâce à l'examen répété des selles ou à l'apparition d'un abcès du foie, que le diagnostic véritable put finalement être posé.

Il est des cas plus complexes encore : ceux dans

par dysenterie amibienne des tranchées méconnue. *R. M. C.*, 1re armée, juin 1916.

(1) Cade et Vaucher. Amibiase dysentérique autochtone. *Soc. Méd. Hôp.*, 30 juin 1916.

(2) J. Carles et Charrier. *Journal de Médecine de Bordeaux*, 1916.

(3) Fuchs et Bouchet. *Loc. cit.*

(4) Boidin et Dujarric de la Rivière. A propos de quelques cas d'hépatite amibienne non suppurée. *Réunion médicale de la IVe Armée*, 22 février 1917.

(5) Ameuille et Tillaye. — Hépatite amibienne suppurée autochtone et primitive. *Soc. Méd. Hôp.*, 13 octobre 1916.

(6) Fiessinger et Leroy. Evolution cachectisante rapide d'un abcès du foie au cours d'une dysenterie amibienne autochtone. *Soc. de Path. Comp.*, 10 octobre 1916.

lesquels une amibiase ancienne se réchauffe à l'occasion d'une maladie typhoïde et se développe en même temps que cette dernière. Personnellement, nous avons observé deux cas de ce genre (1) ; d'autres ont été signalés.

L'amibiase peut aussi évoluer en même temps que le choléra, que la fièvre paludéenne, que la dysenterie bacillaire, que les infections multiples à protozoaires ou à flagellés. KELSCH et KIENER (2) avaient donné autrefois le nom de dysenteries proportionnées à ces dysenteries anormales dans leur évolution et dont l'aspect est troublé par la superposition d'une deuxième infection évoluant de façon simultanée. RAVAUT et KROLUNITSKY (3) emploient à juste titre le terme de « dysenterie camouflée » pour désigner ces formes si spéciales de l'amibiase évoluant sous un aspect insolite. Seul encore le laboratoire est capable de dénouer l'écheveau inextricable constitué par les symptômes superposés de ces maladies multiples, évoluant simultanément.

6º **Forme chronique.** — C'est l'aboutissant de toutes les formes que nous avons décrites jusqu'ici ; le malade, dont l'infection a débuté de façon aiguë et suraiguë, devient finalement un chronique aussi bien que celui dont l'infection s'est constituée à bas bruit, a passé inaperçue ou s'est trouvée masquée par l'association d'une autre infection intriquée et surajoutée.

C'est souvent à cette seule période de chronicité que le diagnostic sera finalement établi.

L'apparence des amibiens en période chronique est

---

(1) Jacques CARLES. Fièvres paratyphoïdes et dysenteries *Progrès Médical*, 10 février 1917.

(2) KELSCH et KIENER. *Traité des Maladies des Pays Chauds.*

(3) RAVAUT et KROLUNITSKY. Les états dysentériformes et les dysenteries au cours de la guerre. *Revue générale de Pathologie de guerre*, Vigot, éditeur, 1917.

très spéciale : ils se présentent avec une langue sale, pâteuse au réveil ; la prise du moindre aliment détermine du ballonnement et de la pesanteur. Les vomissements alimentaires sont fréquents : trois ou quatre heures après les repas surviennent des renvois de gaz putrides. Au point de vue intestinal, on note de longues périodes de constipation interrompues par des débâcles diarrhéiques presque régulières. A ces moments, les malades ressentent des coliques violentes, du ténesme, et leurs selles affectent une fétidité particulière. Elles sont fluides, très liquides, quelquefois glaireuses et sanglantes ou encore semi-molles, ayant l'aspect de selles en « bouse de vache ».

Dans les périodes de constipation, on peut observer le rejet de longues membranes blanchâtres et de glaires ayant l'aspect du blanc d'œuf.

Ces malades sont pâles, sans forces, anémiés ; ils ont en général beaucoup maigri et perdu tout entrain.

L'examen du ventre peut rester négatif ; mais, le plus habituellement, on note l'existence d'un abdomen hypotendu, « chiffon », avec parois flasques sans résistance. L'estomac est atone, dilaté, se contractant mal, le trajet entier du gros intestin est sensible, spontanément et à la pression, surtout au niveau de l'S iliaque et des angles côliques. La corde côlique est presque toujours perceptible sur le côlon descendant. A certains moments, surtout quand surviennent les crises diarrhéiques, le foie devient un peu gros ; il reprend ensuite son volume normal, faisant l'accordéon.

En dehors de cela, aucun trouble, en particulier point de fièvre, albuminurie exceptionnelle. Grâce au repos, au régime, au simple traitement symptomatique, un répit peut et survenir la guérison sembler complète. Beaucoup de soldats dysentériques amibiens ont repris ainsi leur poste de combattants ; mais bien vite, à l'occasion d'un surmenage, d'un refroidissement, d'un écart de régime, parfois même sans cause, de violentes douleurs abdominales reparaissent, puis de la diarrhée, des glaires sanguinolentes, et, comme avant, de la pâleur, de la lassitude progressive, un amaigrissement inquiétant. Les accalmies se succèdent ainsi plus ou moins complètes, suivies de rechutes tenaces. C'est une infirmité grave et progressive en perspective, si un diagnostic précis, suivi du traitement nécessaire, n'est point établi à temps.

Si les malades sont abandonnés à eux-mêmes, la cachexie remplace bientôt l'anémie ; la diarrhée incoercible succède peu à peu à la diarrhée intermittente. Les hémorragies intestinales se répètent et deviennent parfois importantes. L'albuminurie apparaît. Même en son absence, les œdèmes, l'anasarque surviennent. Les malades succombent finalement dans le marasme le plus complet.

Au contraire, grâce à un traitement appliqué en temps voulu, les accalmies deviennent de plus en plus longues ; elles durent deux ans, trois ans, treize ans, dix-huit ans même, comme l'a signalé le professeur CHAUFFARD (1), elles comportent les apparences de la santé parfaite.

Un jour cependant, une poussée de reviviscence peut tout remettre en question ; elle nécessite de nouveau une intervention thérapeutique énergique et prolongée. A ce point de vue, il existe une analogie étroite entre la dysenterie amibienne, le paludisme et la syphilis. Dans ces trois maladies également, épisodes subaigus et périodes d'accalmie se succèdent et, malgré les traitements répétés, on ne peut jamais affirmer que l'infection est sûrement et définitivement éteinte.

____

(1) CHAUFFARD. *Loc. cit.*

IV. — COMPLICATIONS

Une des plus fréquentes et des plus graves est constituée par la *perforation intestinale*. Sa fréquence relative est due à l'action térébrante toute spéciale des Entamibes dysentériques.

Les perforations dues à l'amibiase ont presque toujours lieu au voisinage de l'S iliaque, région de prédilection, nous le verrons, des lésions de la dysenterie amibienne. Elles se traduisent le plus souvent par les signes impressionnants et classiques de la péritonite par perforation : douleurs aiguës, déchirantes, météorisme et immobilité de l'abdomen, hoquet, vomissements porracés, pouls filiforme, faciès grippé. Cependant si les perforations surviennent à un moment où l'état général est déjà profondément altéré, elles peuvent passer presque inaperçues. On connaît ces cas tout particuliers dans lesquels, à l'autopsie, on découvre trois ou quatre perforations intestinales qui ne s'étaient traduites au cours de l'évolution de la maladie par aucun signe clinique vraiment appréciable.

Enfin, d'autres fois, les perforations intestinales s'accompagnent de tous les signes d'une péritonite localisée. En raison de leur siège, elles se traduisent par les apparences toutes spéciales d'une *péri-sigmoïdite*.

Nous avons vu plus haut que les formes graves de la dysenterie amibienne sont dues à des infections surajoutées. Celles-ci sont aussi responsables de toute une série de complications que l'on peut voir survenir au cours de l'amibiase : *thrombose des gros vaisseaux, pleurésies purulentes, abcès des reins, de la rate, du poumon, du cerveau.* Dans quelques cas, cependant, l'amibe dysentérique elle-même se fixant et pullulant au niveau des viscères, est capable à elle seule de déterminer également d'importantes localisations purulentes.

Le *pseudo-rhumatisme infectieux*, frappant de façon tenace quelques articulations où il s'immobilise, est encore une complication observée au cours de la dysenterie amibienne. On a même signalé dans quelques cas rares des *arthrites purulentes*. Ici encore, on doit en rendre responsables non les amibes dysentériques, mais bien les coli-bacilles et les microbes d'infection secondaire surajoutés.

De toutes les complications capables de survenir au cours de l'amibiase, la plus importante de beaucoup est encore l'*abcès du foie*.

Celui-ci survient en général au moment des accidents du début même de la dysenterie ; mais il peut se former encore de longs mois après la guérison apparente de l'infection. Dans certains cas, il a pu constituer la première manifestation d'une dysenterie dont la localisation intestinale de début avait passé complètement inaperçue. Nous en avons cité maints exemples (voir p. 29).

Quoi qu'il en soit, la localisation amibienne hépatique se traduit par des troubles importants de l'état général, de l'amaigrissement rapide, parfois de l'ictère, souvent par une température élevée qui peut revêtir le type à grandes oscillations. Le malade accuse une douleur vive au niveau de l'hypocondre avec irradiations fréquentes vers l'épaule droite. A l'examen, on note une sensibilité souvent extrême de toute la région épigastrique et de l'hypocondre droit. A la pression, la douleur peut être exquise, en particulier, entre les côtes. Il peut exister une importante voussure et, à la palpation comme à la percussion, on relève une augmentation notable du volume du foie.

L'abcès hépatique s'accompagne fréquemment de réactions de voisinage : il y a parfois de la pleurite ou de la pleuro-congestion de la base droite ; il y a encore épanchement citrin ou purulent ou bien pleurésie diaphragmatique avec point de côté et douleurs sur le trajet du phrénique. Cette dernière accompagne la péri-hépatite si commune dans l'abcès du foie.

Ce sont souvent ces diverses manifestations de voisinage qui mettent les premières l'attention en éveil et conduisent au diagnostic.

Dans les cas douteux, l'examen du sang peut être utile : l'éosinophilie est constante et souvent très élevée dans la dysenterie amibienne ; elle diminue, puis disparaît quand une localisation purulente se constitue (MATHIS et LÉGER).

La radioscopie apportera encore des précisions plus importantes en montrant parfois un vaste espace clair au milieu de la masse hépatique sombre ou bien une augmentation ou une déformation de l'ombre hépatique. Mais dans d'autres cas l'examen radioscopique reste négatif.

Mais le meilleur procédé pour supprimer toute hésitation est la ponction exploratrice profonde et répétée. Elle se fera avec l'aiguille et le Dieulafoy ou une seringue de Luer, le « vide à la main », et sur la table même d'opération, le chirurgien se tenant prêt à intervenir avec l'aiguille comme conductrice dans le cas où l'examen serait positif.

L'abcès du foie constitué, évolue le plus souvent à grand fracas, avec douleurs, température élevée, troubles profonds de l'état général. Mais, d'autres fois, son évolution reste insidieuse et il traduit uniquement sa présence par quelques douleurs vagues et un amaigrissement progressif.

Si le diagnostic n'a pas été fait à temps, la première manifestation flagrante peut être son ouverture spontanée dans l'intestin, le péritoine, la plèvre, les bronches, l'estomac ou même à l'extérieur par la paroi abdominale. La gravité devient alors extrême, en raison de l'importance rapide des infections secondaires surajoutées : le malade se cachectise et succombe rapidement.

Au contraire, opéré à temps, et après élimination de un à deux litres d'un pus couleur chocolat, stérile, ou encore riche en amibes, on voit le sujet rapidement renaître et l'état de santé très vite se reconstituer.

Contre l'abcès du foie, tout comme contre la dysenterie amibienne, l'émétine rend les services les plus précieux. Employée à temps, elle a un rôle prophylactique des plus puissants. Quand la collection purulente est constituée, elle transforme en quelque sorte l'abcès vivant en un abcès mort : elle arrête son évolution. Mais, en raison de l'impossibilité de résorption du pus collecté, il est nécessaire pour arriver à la guérison de pratiquer ensuite l'évacuation de la collection purulente stérile. Grâce à l'émétine, LIAN et LYON-CAEN (1) ont obtenu une guérison sans intervention ; mais, dans la généralité des cas, en présence d'une collection constituée, elle permet seulement de différer le moment de l'intervention ; elle la rend plus bénigne, mais ne saurait l'empêcher.

Nous avons été frappé de la rareté relative des abcès du foie dans les dysenteries amibiennes autochtones. Faut-il admettre une modification des aptitudes morbides de l'amibe dans nos climats ou bien ne saurait-elle vraiment se fixer et pulluler que dans un foie prédisposé et congestionné du fait des conditions hygiéniques et climatériques spéciales aux pays chauds ?

Il n'en reste pas moins que l'abcès du foie est, même chez nous, une complication redoutable avec laquelle on doit compter. Il y aura toujours lieu de s'en préoccuper chaque fois que l'on sera appelé à traiter des dysentériques amibiens.

---

(1) LIAN et LYON-CAEN. Abcès du foie traité dès le début de sa formation par l'émétine, compliqué de phlébite et guéri sans ponction, ni intervention. *Réunion médicale IVe armée*, 25 août 1916.

J. CARLES.

V. — ANATOMIE PATHOLOGIQUE

Nous étudierons les lésions de la dysenterie à l'aide de deux méthodes d'examen tout à fait opposées. D'une part, *post mortem*, sur la table d'autopsie ; d'autre part, sur le malade lui-même, de son vivant, grâce aux facilités que nous donne la recto-sigmoïdoscopie.

1° Les lésions observées sur la table d'autopsie. — Chez un sujet qui succombe à la dysenterie amibienne, les lésions intestinales sont des plus caractéristiques. Elles sont constituées par des ulcérations profondes à bords décollés ou taillés à pic. Ces ulcérations sont irrégulières, déchiquetées, à fond anfractueux, bourbillonneux. Elles sont nettement la conséquence d'un processus térébrant et destructif. Sur quelques-unes on constate même la transition entre l'ulcération et l'abcès en bouton de chemise qui leur donne naissance.

Les ulcérations sont si nombreuses qu'elles donnent à l'intestin l'apparence d'un « bois vermoulu ». Elles sont associées à des lésions congestives, hémorragiques, à de l'œdème et de l'épaississement des parois intestinales. Elles peuvent s'accompagner de perforations. Leur *siège* est tout spécial : elles restent localisées au cœcum, au côlon transverse et surtout à l'S iliaque et au rectum qui constituent leurs points d'élection. De la statistique de WOOLEY et MUSGRAVE il ressort, en effet, que tout le gros intestin et le rectum sont pris dans 72 p. 100 des cas, le côlon descendant, l'anse sigmoïde et le rectum seuls, dans 9 p. 100 des cas, le cœcum et le côlon ascendant dans 18 p. 100 des cas, le côlon transverse dans 1 p. 100 des cas.

L'intestin grêle au contraire est rarement intéressé. Quant à l'appendice, il peut être le siège d'une véritable appendicite amibienne (KARTULIS et MUSGRAVE).

La dysenterie bacillaire détermine bien, comme la dysenterie amibienne, des ulcérations du gros intestin. Ici encore elles siègent surtout vers sa partie terminale ; mais ses ulcérations sont superficielles, à fond plat, à bords non décollés, à tel point que sur la table même d'autopsie, on a les moyens de faire le diagnostic différentiel entre les deux variétés de dysenterie.

La dysenterie amibienne peut déterminer d'énormes abcès du foie ; elle peut provoquer des abcès de la rate (KARTULIS), du poumon (NATTAN-LARRIER), du cerveau (KARTULIS, LEGRAND). Ces abcès très spéciaux sont la conséquence de la nécrose des tissus envahis par l'amibe. Dans le pus on ne trouve aucun germe, mais seulement l'amibe dysentérique.

Dans la dysenterie bacillaire, on n'observe jamais, au contraire, semblables localisations purulentes. Le foie en particulier y présente seulement les lésions banales du foie infectieux avec de simples petits abcès aréolaires riches en germes pyogènes, colibacilles, streptocoques, anaérobies.

Chez un sujet qui succombe au cours d'une *dysenterie chronique*, on peut observer les lésions anciennes dues à la dysenterie. Celles-ci consistent en tissu cicatriciel et en transformation fibreuse de la sous-muqueuse. L'intestin tout entier peut ainsi devenir rigide, scléreux, réalisant ce que l'on a décrit sous le nom d' « intestin en zinc » ; mais, bien plus souvent, les lésions scléreuses restent localisées avec constitution de brides plus ou moins épaisses, rétrécissement intestinal et rétraction variable capable d'amener plus ou moins tardivement des phénomènes d'occlusion intestinale.

2º Les lésions de la dysenterie étudiées chez le vivant grâce à la recto-sigmoïdoscopie. — Il était intéressant de connaître les lésions de la dysenterie amibienne dans les cas moyens et légers qui guérissent, dans les formes aiguës ou suraiguës durant les premières heures de leur évolution, enfin dans les formes chroniques. En raison de la présence et de la prépondérance habituelles des lésions au niveau du rectum et de l'anse sigmoïde, il était facile de voir ce qui en est *chez le vivant*, au cours même de l'évolution de la maladie. Nous avons fait cette étude avec la collaboration du Dr FROUSSARD. Nous allons rapidement indiquer ce que nous avons constaté (1).

Chez les *amibiens en poussées aiguës* nous avons observé une rectite diffuse, muco-purulente ; le rectum perd sa forme ampullaire et prend celle d'un tube à parois rigides. La muqueuse apparaît desquamée, rouge vif, recouverte par endroits de muco-pus. Celui-ci enlevé avec un tampon, on découvre une surface bourgeonnante, saignant facilement, rappelant l'aspect d'une brûlure au deuxième degré. Très rapidement, de façon presque inattendue, nous avons vu disparaître en quelques jours, grâce à l'émétine, cette large ulcération étendue à tout le rectum. Il en a été de même chez un de nos malades, prisonnier autrichien, dont toute la muqueuse rectale ulcérée était tapissée d'épaisses fausses membranes. Grâce à l'émétine, leur disparition s'est opérée en quarante-huit heures de façon tout à fait surprenante.

Chez les dysentériques *amibiens en période subaiguë ou chronique,* les lésions observées sont de différents ordres :

C'est parfois une infiltration avec induration plus ou

---

(1) Pour plus de détails sur la question voir : Jacques CARLES et FROUSSARD. Les lésions recto-coliques de la dysenterie amibienne. Leur étude sur le vivant par l'examen recto-sigmoïdoscopique. *Presse médicale,* 15 mars 1917.

moins marquée de la sous-muqueuse. Elle donne au rectoscope l'impression de plaques indurées sur lesquelles l'appareil éprouve comme un ressaut. Au stylet, elle fournit une impression de rénitence, de dureté, qui contraste avec la souplesse et l'élasticité de la muqueuse saine. D'autres fois, il y a non infiltration et induration, mais simplement œdème de la muqueuse. Celle-ci est alors plus pâle que normalement,

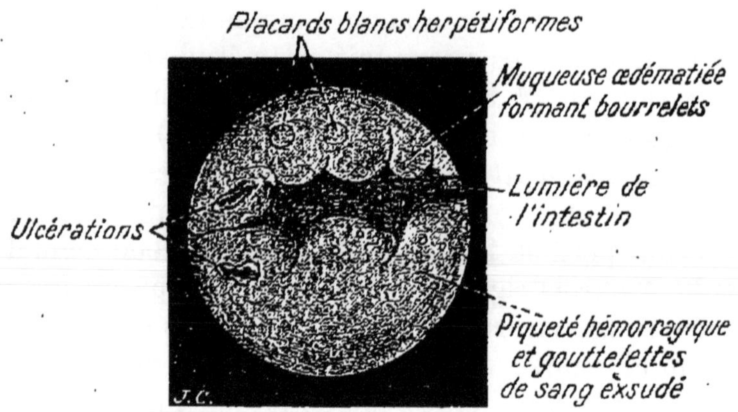

Fig. 2. — Muqueuse rectale dans un cas de dysenterie amibienne en période de poussée subaiguë.

blanchâtre ; elle forme de gros bourrelets (voir fig. 2) qui se déroulent facilement et s'effacent sous la pression de l'appareil. La muqueuse apparaît comme lavée, très humide, brillante, scintillante. Quand l'œdème intéresse les valvules de Houston et de Nélaton, celles-ci prennent l'aspect de bourrelets arrondis au lieu de leur forme tranchante, falciforme, habituelle.

Quand la muqueuse est congestionnée, sa coloration varie du rouge vif au rouge violacé ou au rouge framboisé. Elle peut présenter un véritable piqueté hémorragique avec vascularisation exagérée et apparition de fines arborescences d'un rouge vif (voir fig. 2.) D'autres fois, on voit suinter de la muqueuse des gouttelettes de sang à la façon dont on voit la sueur perler sur le front (FRIEDEL). Ces suffusions hémorragiques si fréquemment constatées au rectoscope, peuvent être la seule cause des évacuations sanglantes abondantes que présentent certains malades.

Enfin chez les dysentériques que nous avons examinés, nous avons souvent noté l'existence d'exulcérations et d'ulcérations (voir fig. 2, 3, 4). Les pre-

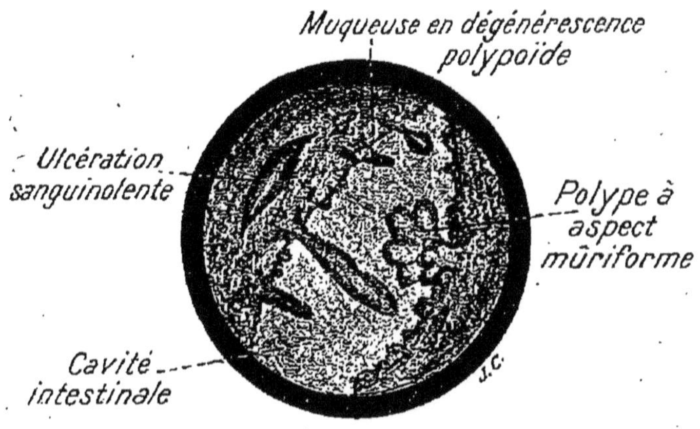

Fig. 3. — Muqueuse ulcérée et en dégénérescence polypoïde dans un cas de dysenterie amibienne chronique.

mières peuvent être légères, en coup d'ongle, saignant facilement, elles ont encore un aspect herpétiforme ou forment de petites taches à bords polycycliques ; les secondes semblent intéresser la plus grande partie de la muqueuse, leurs bords sont nets, taillés à pic, elles ont un aspect chancroïde ou anthracoïde avec un fond bourbillonneux qui saigne facilement au moindre grattage. D'autres fois, les ulcérations n'apparaissent qu'après ablation des fausses membranes épaisses qui les recouvrent et les masquent.

Dans les cas anciens nous avons observé de véritables rectites proliférantes avec dégénérescence polypoïde de la muqueuse (voir fig. 3). Sur la muqueuse surélevée, mamelonnée, apparaissent des excroissances; certains bourgeons sont sessiles et par leur étendue peuvent en imposer pour un néoplasme; d'autres sont pédiculés (voir fig. 4), ils prennent l'aspect de mûres, de cerises, de battants de cloches, etc. Mous, sans résistance, ils se laissent facilement dilacérer. Enlevés, ils se reproduisent avec une rapidité extrême.

Les diverses lésions que nous avons observées ne

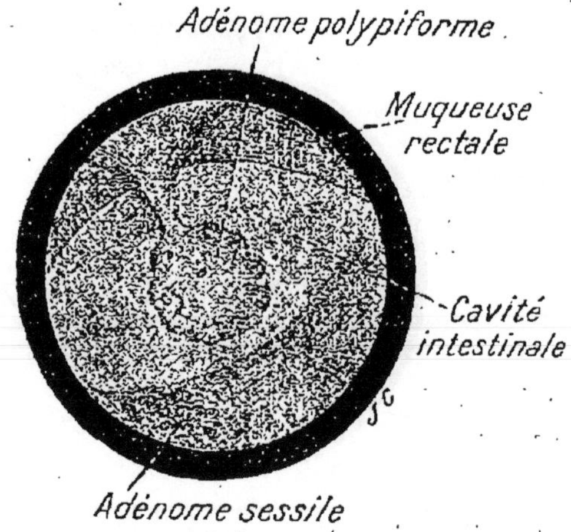

Fig. 4. — Adénome polypiforme et adénome sessile à aspect mûriforme observés dans un cas de dysenterie amibienne chronique.

paraissent nullement spécifiques. Nous en avons constatées de similaires aussi bien dans les dysenteries bacillaires, que dans les séquelles de paratyphoïdes (1) et les vulgaires côlites dysentériformes.

La présence d'une ulcération ou d'une fausse membrane dans une gorge ne saurait permettre un diagnostic de diphtérie sans examen bactériologique. De même, tandis qu'il n'est point confirmé par la découverte des kystes ou des amibes spécifiques dans

<hr>

(1) Jacques CARLES et FROUSSARD. Les séquelles gastro-intestinales des dysenteries et des paratyphoïdes. *Arch. des Mal. App. Digestif et de la Nutrition.* Paris 1916.

les selles, le diagnostic d'amibiase ne saurait être porté d'après la seule constatation de telle ou te le lésion recto-sigmoïdienne. La présence de ces dernières ne crée qu'une présomption. Cette façon de voir est partagée par MM. LAUBRY et MARE (1) : ils n'accordent également qu'une simple valeur pronostique sans importance étiologique à l'existence des lésions observées grâce à la rectoscopie.

VI. — DIAGNOSTIC

Avec son polymorphisme, ses formes aiguës, ses formes larvées et camouflées, la dysenterie amibienne est d'un diagnostic souvent très difficile.

Les notions étiologiques, les signes cliniques, les caractères des selles fournissent sans doute d'importantes présomptions en faveur de l'existence ou de l'absence de l'amibiase; mais pour établir un diagnostic ferme, il est indispensable d'avoir recours, selon les cas, à un certain nombre de recherches spéciales. Ce sont :

1º *La recto-sigmoïdoscopie ;*
2º *L'inoculation aux animaux ;*
3º *Les examens microscopiques des selles ;*
4º *Le repas d'épreuve.*

Nous allons les étudier successivement et nous dirons quels renseignements plus ou moins précieux chacun de ces examens est susceptible de nous fournir.

1º **Recto-sigmoïdoscopie.** — Cette méthode d'examen a été peu utilisée en France jusqu'à l'heure actuelle, malgré les travaux si intéressants d'OKINCZIC (2) et de BENSAUDE (3). Son emploi mérite

____

(1) LAUBRY et MARE. Syndromes entéritiques chroniques et aptitude militaire. *Presse médicale*, 20 septembre 1917.

(2) OKINCZIC. Traitement chirurgical du cancer du côlon. *Thèse de Paris*, 1907.

(3) BENSAUDE. L'endoscopie recto-colique. *Monographies*

cependant d'être généralisé en raison des résultats fort importants qu'il nous donne.

Nous avons utilisé, pour notre part, systématiquement la rectoscopie pour l'examen de tous les « digestifs » que nous avons eus à traiter. Bien souvent, elle nous a permis de mettre en évidence l'amibiase dans des cas où l'on n'aurait jamais pu, semble-t-il, la suspecter. Nous ne saurions trop en recommander l'emploi dans tous les cas douteux.

Technique de la recto-sigmoïdoscopie. — Pour pratiquer l'examen recto-sigmoïdoscopique, il est nécessaire que la partie terminale du tube digestif soit entièrement vide et débarrassée de tout détritus. Dans ce but, il est nécessaire, la veille de l'examen, de faire purger le malade avec 30 grammes de sulfate de soude. Deux heures avant l'examen on donne successivement à une demi-heure d'intervalle deux lavements de 500 grammes d'eau bouillie. Le malade s'efforce de les rendre entièrement.

Pour réaliser la recto-sigmoïdoscopie, on peut se servir du procto-sigmoïdoscope de Kehli dont l'éclairage est assuré par une lampe fixée au niveau même de la poignée du tube. On peut encore employer le sigmoïdo-rectoscope de Straus ou celui de Friedel ; ils s'éclairent à l'aide d'une lampe électrique placée dans l'intérieur même du tube.

C'est l'appareil de Friedel que nous avons toujours employé pour notre part ; il nous a donné entière satisfaction malgré le peu de résistance de quelques-unes de ses pièces à la stérilisation par le Poupinel ou l'autoclave, indispensable cependant après chaque examen.

---

cliniques, nº 73. Masson éditeur, Paris, septembre 1913, et *Journal médical français*, 15 octobre 1912.

Un simple coup d'œil sur la figure n° 5 vaudra
mieux que de longues descriptions. On y voit que

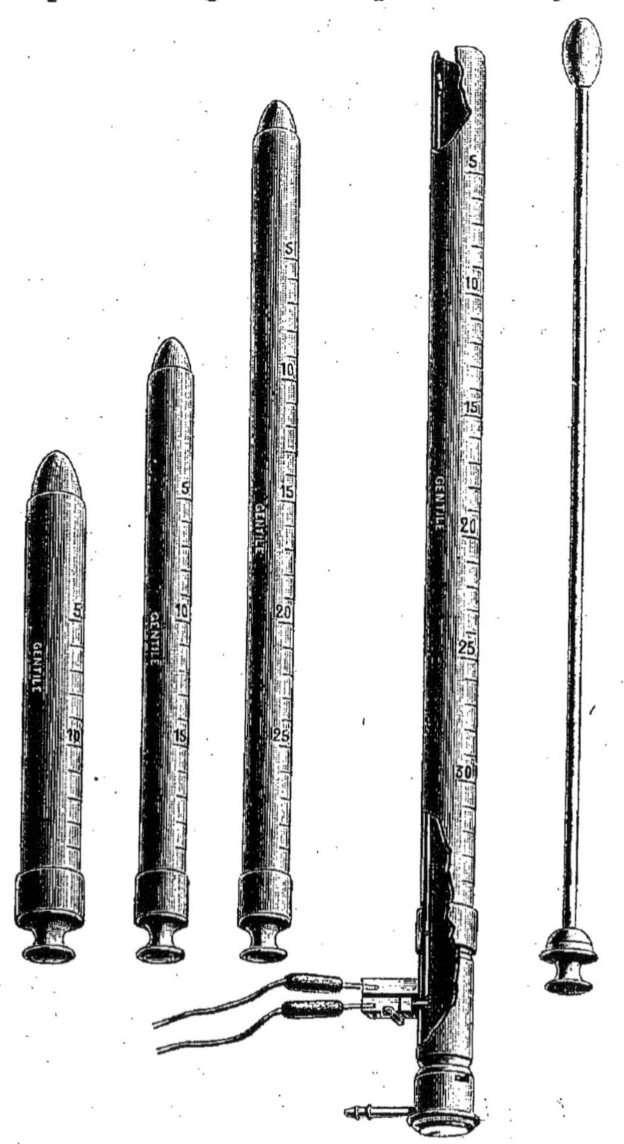

Fig. 5. — Le recto-sigmoïdoscope de Friedel.

l'appareil est constitué de quatre séries de tubes de
15, 20, 30 et 35 centimètres ; ils sont munis de man-
drins. On emploie les uns ou les autres suivant la

hauteur à laquelle on désire pousser l'examen. L'éclairage est assuré par une petite lampe électrique que l'on allume à volonté dans l'intérieur et à l'extrémité du tube. Un obturateur, à glace transparente, permet à la fois de se prémunir contre l'écoulement des liquides résiduels du rectum et de pratiquer l'insufflation si on le désire. Mais celle-ci, assez pénible pour le malade, nous a toujours paru tout à fait inutile.

Le sujet à examiner est placé en position génu-pectorale. Cette position atténue au maximum la pression de la masse abdominale sur le rectum et facilite beaucoup la pénétration du rectoscope. Appareil et région anale sont enduits de vaseline cocaïnée, puis on engage le malade à pousser ; on appuie, en même temps, sur l'orifice anal le tube muni de son mandrin. Dès qu'il y a pénétration dans l'ampoule rectale, on retire le mandrin. Il ne reste plus qu'à faire pénétrer progressivement le tube en s'aidant de l'éclairage électrique. L'appareil traverse ainsi successivement le canal anal, l'ampoule rectale avec ses plis : coccygien, sacré inférieur et recto-sigmoïdien et les défilés recto-sigmoïdiens. Grâce à la *pénétration qui s'opère sous le contrôle de la vue*, on arrive à contourner facilement les plis valvulaires que l'on rencontre et à se maintenir toujours dans le sens, variable avec chaque sujet, de la lumière libre de l'intestin. Cependant, en règle générale, en raison de la direction du rectum, l'instrument doit, au début même de l'opération, être dirigé horizontalement. L'anus franchi, et dès pénétration dans l'ampoule rectale, le rectoscope doit être abaissé de 90° au-dessous de l'horizontale ; il sera ensuite peu à peu redressé et *en se guidant toujours sur la direction même de la lumière libre de l'intestin*, on le retrouve en général à nouveau dans le plan horizontal au moment où l'on atteint l'orifice du défilé recto-sigmoïdien. On se trouve alors à 11 centimètres de la marge de l'anus. Il est utile de pousser plus haut l'exploration car les lésions de la dysenterie amibienne sont surtout fréquentes entre 13 et 20 centimètres de l'orifice anal (voir p. 38). Elles sont plus rares au-dessus de 20 centimètres. Elles sont exceptionnelles à 30 et 35 centimètres, limites de l'exploration possible.

Certaines lésions peuvent passer inaperçues pendant la période de progression de l'instrument. Au contraire, elles échappent rarement au cours de l'examen minutieux que l'on doit toujours pratiquer en retirant très lentement le tube. Cette protoscopie rétrograde ne sera donc jamais négligée.

Par la recto-sigmoïdoscopie, on verra facilement si la muqueuse intestinale est saine ou si elle est le siège d'ulcérations. On pourra noter leur nombre, leur aspect, leur étendue, leur siège. La rectoscopie donnera toutes facilités pour se rendre compte de l'état d'inflammation plus ou moins marquée de la muqueuse, pour permettre de déceler l'existence de fausses membranes, de suffusions hémorragiques, d'épaississements inflammatoires, de polypes, de brides cicatricielles, etc.

Elle fournit les moyens d'opérer au niveau des lésions mêmes les prélèvements nécessaires à l'examen parasitologique, chaque fois que le résultat des recherches faites avec les modes de prélèvement habituels laisse dans l'incertitude.

Les examens répétés permettent aussi de se rendre compte *de visu* de l'efficacité même des traitements institués. Enfin, grâce à la rectoscopie, il est facile de traiter par des cautérisations directes les lésions rebelles. Ce traitement est particulièrement indiqué dans les cas plus fréquents qu'on ne le pense, où une amibiase ancienne se trouve réduite finalement à la persistance d'un simple ulcère rectal ou recto-sigmoïdien.

2° **Inoculation aux animaux.** — Le chat, le chien, le singe, le très jeune lapin sont susceptibles de contracter la dysenterie expérimentale ; mais, de tous ces animaux, le jeune chat est le plus particulièrement sensible.

Pour savoir si un malade est atteint de dysenterie amibienne, on peut donc pratiquer l'inoculation au jeune chat. Pour cela, on prélève 1 centimètre cube de selles dysentériques ou 1 centimètre cube de pus, lorsqu'il s'agit d'abcès du foie et, à l'aide d'une seringue munie d'une petite sonde caoutchoutée, on pratique l'injection intra-rectale de ces matières suspectes. On peut encore faire ingérer à l'animal une certaine quantité des matières fécales ou du pus à examiner. Mais on n'oubliera pas que les amibes ne résistent pas à l'action du suc gastrique. Cette ingestion de selles provenant du dysentérique amibien n'amènera donc des manifestations de même ordre chez le chat que si elles contiennent des kystes. Eux seuls sont capables de résister à la destruction dans l'estomac, puis d'éclore ensuite dans la cavité intestinale alcaline.

C'est seulement sept à huit jours après l'inoculation intra-rectale ou le repas infectant que le jeune chat présente des selles glaireuses, riches en amibes. Sa mort survient vers le dixième ou quinzième jour. A l'autopsie, on découvre les ulcérations spécifiques de la dysenterie avec leur allure nécrotique spéciale et leur siège particulier au niveau du gros intestin. Si l'animal résiste et guérit, il peut, tardivement cependant, faire un abcès du foie dont le pus contient de nombreuses amibes dysentériques.

Cette inoculation au jeune chat peut rendre des services. Positive, elle est formelle. Négative, elle n'a point de valeur absolue, ainsi que nous l'avons dit plus haut (voir page 13).

3º Les examens microscopiques. — Ils sont de deux sortes :

1º Ceux que l'on pratique au lit même du malade pour la recherche des amibes et des divers parasites à l'état vivant.

2º Ceux qui sont faits au laboratoire. Ces derniers

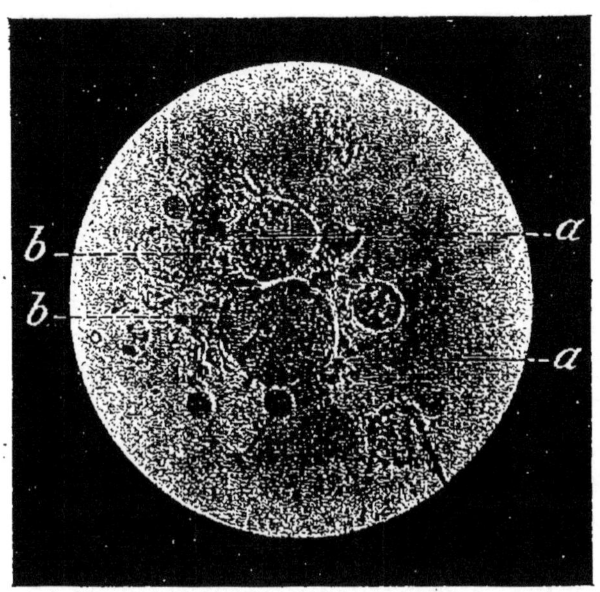

Fig. 6. — Amibes dysentériques émettant un pseudopode
en « coulée de verre ».

a) Endoplasme granuleux contenant des hématies altérées et de nombreux débris.
b) Ectoplasme hyalin.

ont pour objet la découverte des kystes de l'*E. dysenteriæ* et des parasites associés.

a) Les recherches microscopiques faites au lit même du malade. Les amibes ont une vie éphémère. Sitôt qu'elles quittent leur milieu d'évolution favorable, elles perdent leurs mouvements et deviennent méconnaissables. (Voir p. 20.)

Leur recherche, surtout l'hiver, doit donc se faire

en quelque sorte au lit même du malade. Dès l'émission d'une selle, on prélève à la pipette ou avec un fil de platine recourbé quelques parcelles mucososanguinolentes ou purulentes et on en fait un examen immédiat dans les conditions que nous avons indiquées. (Voir page 20.)

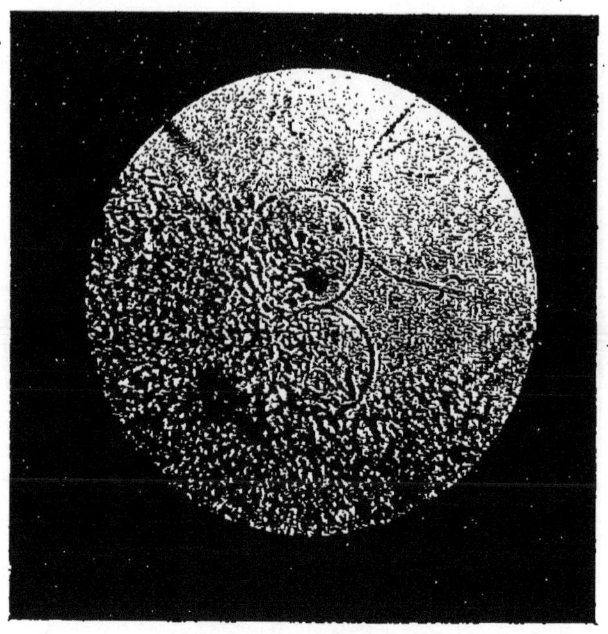

Fig. 7. — Deux amibes dysentériques (variété *Tetragena*) en voie d'immobilisation.

Elles contiennent un noyau très visible et de très nombreuses hématies incluses. Quelques-unes seulement sont visibles sur le plan choisi pour la microphotographie.

Si les résultats sont négatifs, il peut être utile de faire un prélèvement direct de muco-pus sur une ulcération, grâce à la rectoscopie (1) ; on obtient souvent ainsi une préparation où fourmillent les amibes, tandis que les précédentes étaient restées négatives.

La découverte d'amibes ayant les caractères de

____

(1) Jacques CARLES et FROUSSARD. *Loc cit.*

l'*E. histolytica* (voir page 20 et fig. 1) entraîne la certitude absolue et impose le diagnostic de dysenterie amibienne. Mais on se souviendra que sa présence est rare et éphémère ; elle ne s'observe que dans les formes aiguës de la dysenterie et disparaît rapidement sous l'influence de l'émétine.

Les formes *tetragena* et *minuta* (voir page 21 et fig. 1) n'ont point la même valeur pathognomonique et quelquefois en leur présence, on reste hésitant, se demandant si la forme observée est un aboutissant de l'évolution de l'amibe *histolytica* ou au contraire de l'*Entamœba coli*.

Rappelons que l'*Entamœba coli* (voir fig. 1) mesure de 20 à 30 μ. Elle se reconnaît grâce à sa réfringence plus prononcée, ses mouvements très lents, à l'absence de différenciation de son endoplasme et de son ectoplasme ; son noyau est très visible, sans caryosome ; elle contient exceptionnellement des hématies.

L'examen des diverses amibes à l'état vivant nous a toujours paru suffisant pour préciser le diagnostic parasitologique.

Cependant, pour assurer une différenciation délicate, beaucoup d'auteurs recommandent d'avoir recours à la coloration. Pour cela, on fait un frottis léger ; on fixe humide par les vapeurs d'acide osmique et on colore, soit par la méthode de Romanowsky, soit par l'hématoxyline ferrique. On utilisera encore avec avantage la méthode de coloration à l'hémalun à l'argent-éosine de Tribondeau.

Méthode de Romanowsky. — Procédé avec matières colorantes françaises de Tribondeau (1).

On verse X à XII gouttes du colorant (qui est un

____

(1) TRIBONDEAU, M. FICHET et J. DUBREUIL. Procédé de coloration des liquides organiques et de leurs parasites. *C. R. Soc. Biologie*, t. LXXIX, 1er avril 1916.

mélange d'éosinate de bleu à l'oxyde d'argent ou bleu Borrel et d'éosinate de bleu de méthylène ordinaire), on laisse agir cinq minutes, on ajoute alors au colorant rassemblé le long d'un des grands bords de la lame, la même quantité : X à XII gouttes d'eau distillée. On mélange et on laisse la lame au repos jusqu'à coloration complète (vingt à vingt-cinq minutes pour les Protozoaires). On lave brusquement et on sèche vite ; on peut différencier au tanin.

Coloration à l'hématoxyline ferrique, méthode Heidenhain, modifiée par Dobell (1). — Les lames, après passage dans l'alcool à 70°, sont transportées dans une solution d'alun de fer dans le même alcool. Il suffit de dix minutes de mordançage : rincer dans l'alcool à 70°. Colorer dix minutes dans une solution d'hématéine dans l'alcool à 70° ; différencier dans la solution d'alun de fer originelle, en contrôlant au microscope ; passer par plusieurs alcools à 70° pour enlever toute trace d'alun.

La récente *technique de coloration à l'hémalun à l'argent-éosine de Tribondeau* nous paraît de beaucoup préférable aux deux précédentes.

Le frottis à examiner est fixé encore humide par un séjour d'une heure dans le liquide picro-formique de Bouin. On peut encore employer pour la fixation l'alcool à 70° ou mieux, nous-a-t-il paru, l'action, durant quelques secondes, d'une solution d'acide chromique à 1/100.

La préparation encore humide est traitée deux minutes par la solution d'hémalun à l'argent (2),

____

(1) C. DOBELL. Etude cytologique de trois espèces d'amibes. *Arch. f. Protist.*, LXXX, 1914.
(2) Hématéine à l'argent (solution alcool.) . .   10 gr.
       Alun de potasse . . . .   10 gr.
       Eau distillée neutre . . . .   200 gr.

puis lavée à l'eau. On la recouvre ensuite durant 15 à 20 secondes d'une solution alcoolique d'éosine (3). On sèche et on examine.

Mais, nous tenons à le répéter encore, bien que la plupart des parasitologistes recommandent ces procédés de coloration pour faire le diagnostic des variétés d'amibes, nous considérons personnellement les résultats fournis par toutes ces méthodes délicates comme très inférieurs à ceux que nous donne la simple étude des amibes observées à l'état vivant. En notant minutieusement leurs dimensions, l'état de différenciation de l'ectoplasme et de l'endoplasme, les caractères des mouvements, l'importance des inclusions de globules rouges, la présence ou l'absence de noyaux visibles, il est bien rare de ne pouvoir arriver à un diagnostic précis.

Dans les selles examinées sitôt après l'émission, on peut, à côté des Entamibes, observer *divers autres parasites* que l'on y rencontre à l'état vivant. Ce sont :

Les *Lamblia* ;

Les *Trichomonas* ;

Le *Tetramitus Mesnili* ;

Le *Balantidium coli.*

Les *Lamblia* (fig. 8) sont des organismes très mobiles, piriformes, très effilés en arrière. Ils ont une longueur de 10 à 18 μ, une largeur de 6 à 10 μ ; ils présentent une dépression réniforme sur leur face ventrale antérieure. Celle-ci est très visible, vue de côté. A son pourtour s'insèrent 6 flagelles dirigés en arrière. Il existe encore deux flagelles à l'extrémité postérieure.

Les *Trichomonas* (fig. 8) sont piriformes, longs de

---

(3) Eosine à l'eau (Saint-Denis)........... 50 cgr.
     Alcool absolu...................... 50 cmc.
     Eau distillée neutre............... 50 cmc.

10 à 15 μ, larges de 7 à 10 μ ; ils présentent à la partie antérieure trois flagelles dirigés en avant ; un autre accolé au corps a l'aspect d'une membrane ondulante

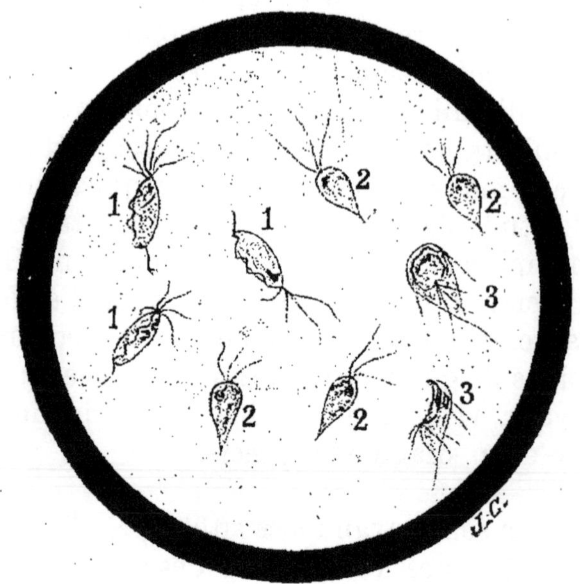

Fig. 8. — *Trichomonas* (1), *Tetramitus Mesnili* (2), *Lamblia* (3).

longue et plissée. Le protoplasma, vacuolaire, contient des bactéries et souvent des globules rouges.

Le *Tetramitus Mesnili* (fig. 8) mesure 14 μ sur

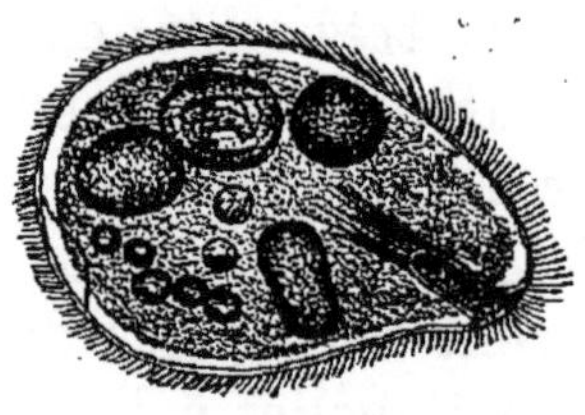

Fig. 9. — *Balantidium coli.*

5 à 6 de large. C'est un flagellé très mobile. Il a la forme d'une poire avec trois flagelles antérieurs très longs.

Le *Balantidium coli* (fig. 9) mesure de 70 à 100 μ de long sur 50 à 70 μ de large ; il a une forme ovoïde, un pôle antérieur moins gros que le postérieur. A la partie avant une fente oblique bordée de cils volumineux se continue par une dépression au fond de laquelle se trouve la bouche. On distingue un orifice anal à la partie postérieure. On peut voir aussi à l'intérieur un gros noyau ovoïde ou en bissac, deux vacuoles contractiles avec des inclusions alimentaires, en particulier grains d'amidon et parfois hématies (1).

b) *Les examens microscopiques pratiqués au laboratoire.* — Nous avons vu combien la recherche des Entamibes dysentériques est délicate. Surtout l'hiver, elle doit être pratiquée en quelque sorte au lit même du malade. Elle nécessite de multiples précautions et souvent des prélèvements par la rectoscopie sous peine de rester négative.

De telles recherches ne sont à la portée que du petit nombre.

Au contraire, les examens que l'on fait au laboratoire sont autrement faciles. Ils ont pour objet la découverte des kystes de l'Entamibe dysentérique. Ceux-ci, à l'inverse des amibes, se conservent fort longtemps dans les selles additionnées d'une petite quantité de solution de formol à 10 p. 100 ou de 0 gr. 50 de trioxyméthylène pulvérisé. Dans ces conditions, les recherches sont aisées, même sur des selles depuis longtemps émises et envoyées par des hôpitaux très éloignés.

La découverte de kystes dysentériques dans les selles a une valeur absolue et indique l'existence de l'amibiase de façon aussi formelle que la présence de l'*Entamœba histolytica.*

---

(1) Pour plus de détails sur les protozoaires rencontrés dans les selles, voir le très intéressant travail de Ed. BARTHÉLEMY : *Essai de Coprologie Microscopique,* Vigot frères, éditeurs, Paris, 1917.

Au contraire, un examen négatif laisse souvent dans le doute et peut obliger à de nouvelles recherches.

Pour augmenter les chances de découverte des kystes, il est utile de ne recueillir les matières qu'après production d'une légère entérite artificielle : on augmente ainsi l'importance de l'élimination des kystes.

Pour déterminer cette irritation intestinale passagère, RAVAUT et KROLUNITSKY (1) conseillent l'emploi d'une purgation saline, l'administration du lavement purgatif du Codex ou encore l'injection intra-veineuse de 1 à 4 centigrammes de cyanure de mercure.

MAUTÉ (2) préconise un lavement avec 1 gramme d'iode métallique et 2 grammes d'iodure de potassium pour un litre.

C'est ce dernier procédé auquel personnellement nous avons eu recours le plus souvent ; mais nous réduisons, en général, les doses conseillées par Mauté à 0 gr. 50 d'iode et 1 gramme d'iodure pour 1.000, certains intestins se trouvant souvent très mal de l'emploi d'une dose plus forte.

Dans les selles recueillies dix à vingt-quatre heures après, on observe parfois des kystes caractéristiques en très grand nombre, au milieu des cellules épithéliales, des corpuscules de graisses neutres, des hématies, des leucocytes polynucléaires et éosinophiles toujours si nombreux dans les matières parasitées. Le diagnostic est alors facile.

Mais l'embarras est souvent extrême quand leur nombre est infime et quand ils apparaissent enchevêtrés au milieu des débris de toutes sortes qui encombrent le champ microscopique.

On évite tout tâtonnement et toute hésitation,

---

(1) RAVAUT et KROLUNITSKY. *Les Kystes amibiens*, loc. cit.
(2) MAUTÉ. Contribution à l'étude de la dysenterie amibienne. *Presse médicale*, 26 octobre 1916.

on multiplie au maximum les chances de découverte des kystes, *en utilisant systématiquement le procédé spécial de simili-homogénéisation et de tamisage,* qu'avec notre très distingué collaborateur M. Ed. BARTHÉLEMY, nous avons proposé le 21 avril 1917 à la Société de Biologie (1). Voici en quoi il consiste :

Après mélange des selles, faire un prélèvement d'environ 20 grammes de matières, que l'on place dans un verre à expérience de 125 centimètres cubes. Ajouter, en délayant avec un agitateur de verre, quantité suffisante de liquide de dilution pour obtenir une émulsion homogène (liquide de dilution : solution salée physiologique formolée à 10 p. 100). On passe le liquide obtenu sur un tamis de laiton à mailles de un millimètre, ou plus simplement sur une toile métallique que l'on place, tel un filtre sans pli, dans un entonnoir; ceci afin de séparer les particules grossières d'un broyage incomplet. On filtre ensuite sur un tamis de soie de 60 mailles au centimètre dont les interstices font en moyenne 100 μ (2). Employer un tamis de 32 mailles au centimètre et dont les interstices font 225 μ en moyenne, si l'on veut rechercher les œufs

---

(1) Jacques CARLES et Ed. BARTHÉLEMY. Procédé spécial d'homogénéisation et de tamisage pour collecter les kystes dysentériques contenus dans les selles. *C. R. Soc. de Biologie,* 21 avril 1917.

Voir aussi : Jacques CARLES et Ed. BARTHÉLEMY. L'examen des selles dans la dysenterie amibienne. *Archives de Médecine expérimentale et d'Anat. pathol.* T. XXVII, n° 6, décembre 1917 et La recherche des kystes dysentériques, *Paris Médical,* 1er décembre 1917.

(2) On peut utiliser encore des toiles métalliques de bronze ou de laiton à 60 fils au centimètre. On les trouve facilement aussi dans le commerce chez les fabricants de gaze à bluter. Il est facile de les flamber après le lavage, le brossage et le savonnage minutieux qui doivent suivre chaque opération de recherche. Elles ont l'inconvénient d'être rapidement mises hors d'usage après quelques opérations. L'usage des gazes de soie est bien moins onéreux et plus pratique.

d'Helminthes. Comme pour le tamis de laiton, on peut employer des carrés de toile de soie de 15 centimètres carrés pliés en quatre dans un entonnoir.

Le liquide obtenu après ce tamisage est alors réparti dans les tubes de la centrifugeuse et centrifugé une minute à la vitesse de 1.800 tours.

Rejeter ensuite le liquide surnageant et délayer le culot avec le liquide de traitement :

> Acide citrique....   12 gr.)
> Eau ....   86 gr. } Densité = 1,047
> Formol à 40 p. 100.   2 gr.)

Ajouter 1 à 2 centimètres cubes d'éther sulfurique et agiter fortement pour détacher le culot. Centrifuger 30 secondes à 1.800 tours.

Délayer avec une effilure de pipette, fermée à la lampe, la zone de séparation de l'éther et du liquide, dans laquelle quelques kystes auraient pu être entraînés. Centrifuger à nouveau 30 secondes à 1.800 tours. Rejeter d'un mouvement brusque le liquide pour ne conserver que le culot.

Débarrassé des graisses, des leucocytes, des hématies, d'une grande quantité de bactéries et des résidus alimentaires, celui-ci ne contient que les kystes de Protozoaires, les œufs d'Helminthes et quelques autres débris de densité élevée.

On n'a plus qu'à prélever à la pipette une parcelle de ce culot et à l'examiner entre lame et lamelle après dilution avec une goutte de solution de Lugol dédoublée.

En résumé, la méthode de simili-homogénéisation et de tamisage comporte sept temps :

1o Prélèvement de la prise d'essai et broyage dans l'eau physiologique formolée à 10 p. 100.

2o Premier tamisage au filtre de laiton.

3o Deuxième tamisage par le filtre de soie.

4o Centrifugation d'une minute.

5° Traitement du culot par une solution citroformolée de *densité* 1,047 et par l'éther ; deuxième centrifugation de trente secondes.

6° Troisième centrifugation de trente secondes après dilacération du voile qui sépare le liquide de l'éther.

7° Examen du culot.

Sur les préparations obtenues, les kystes apparaissent très réfringents, légèrement teintés par l'iode. Ils montrent aisément leurs noyaux et leurs masses chromidiales, dont les contours se sont accentués.

Cette méthode de simili-homogénéisation comporte divers avantages :

1° Elle permet de faire porter les recherches sur la totalité des kystes contenus dans 20 et 30 grammes de matières si on le désire, au lieu des quelques parcelles fécales ordinairement utilisées.

2° Grâce à l'emploi simultané de l'éther et d'un liquide de densité raisonnée, il devient possible de supprimer la presque totalité des matières étrangères. On ne conserve comme culot qu'un minimum de débris d'origine alimentaire de même densité, les kystes de Protozoaires et les œufs d'Helminthes qu'il s'agit de rechercher.

3° On a la facilité d'observer dans un seul champ microscopique un nombre toujours important de kystes. On peut ainsi tenir uniquement compte pour le diagnostic des seules formes typiques et laisser de côté les formes atypiques dont l'examen prête si souvent à la confusion ou laisse dans le doute.

4° On a le moyen, par ce procédé, de découvrir en même temps que les kystes de l'*E. dysenteriæ*, ceux de l'*E. coli*, ceux de *Lamblia*, les œufs de Trichocéphales et autres parasites si habituellement associés à l'amibe dysentérique.

Cette méthode est une simplification et un important perfectionnement des procédés d'enrichissement des selles préconisés jusqu'ici (1) : elle comporte un tamisage, comme l'avait utilisé HALL, mais en le simplifiant. A l'acide chlorhydrique employé par TELEMAN, MIYAGAWA et JORGENSEN elle substitue l'acide citrique moins brutal et plus éclaircissant. Enfin, inspirés par les travaux sur l'analyse des terres de THOULET, par l'étude paléo-phytologique des sédiments de LAUBY, par les recherches sur l'homogénéisation de DILG, fixant la densité du bacille de KOCH, nous sommes arrivés, avec M. BARTHÉLEMY, à l'emploi d'un liquide de densité raisonnée. Grâce à lui, il est possible de supprimer la presque totalité des matières étrangères et de ne conserver dans le culot que presque uniquement les éléments parasitaires contenus dans l'importante quantité de fèces prélevée pour l'examen.

LES RÉSULTATS DE L'EXAMEN PARASITOLOGIQUE
AU LABORATOIRE

La diagnose des Kystes de « l'Entamœba dysenteriæ ». — Voici donc une parcelle de culot prélevée à la pipette et fixée entre lame et lamelle lutées au Krönig. Nous y avons au préalable ajouté une goutte de Lugol dédoublé (2). L'examen microscopique nous

----

(1) Jacques CARLES et Ed. BARTHÉLEMY. Les procédés d'enrichissement des selles en coprologie. *Journal de Médecine de Bordeaux*, septembre 1917.

(2) MATHIS. Procédé rapide de fixation et de coloration pour reconnaître aisément les kystes d'amibes dans les selles. *Bul. Soc. Méd. Chir. de l'Indo-Chine*, avril 1914.

MATHIS et MERCIER, Identification des kystes des Entamibes intestinales de l'homme, *Presse médicale*, 22 juin 1917, conseillent pour l'examen de fixer 30 secondes à l'acide osmique, d'ajouter solution d'hématoxyline à 1/200, de recouvrir d'une lamelle et d'examiner après quelques minutes d'attente. Pour notre part, la simple coloration au Lugol nous a toujours paru suffisante, et même supérieure comme résultats.

J. CARLES.   4

montre de nombreux kystes très réfringents, légèrement teintés par l'iode ; nous distinguons leurs noyaux, leurs masses chromidiales, leur double paroi.

Quels seront les éléments de notre diagnostic parasitologique ?

En présence de formes typiques, de nombreux

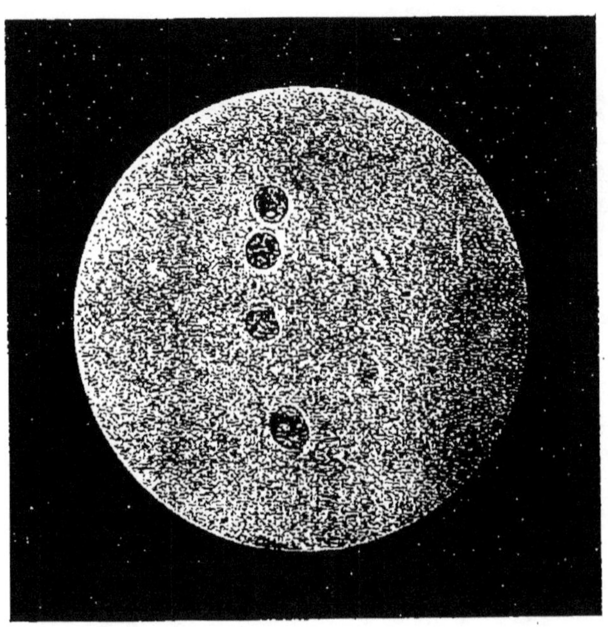

Fig. 10. — Quatre kystes d'*Entamœba dysenteriæ* (grossissement × 380)

On distingue la double membrane, les noyaux et le chromidium, très visibles à la loupe. — Dimensions : 13 μ.

kystes dysentériques mûrs, ayant de un à quatre noyaux, pourvus de chromidiums dans le cytoplasme, d'une dimension de 12 μ 5 à 14 μ (voir fig. 10), il ne saurait y avoir d'hésitation : le *diagnostic de dysenterie amibienne s'impose.*

Il n'y aura également aucune incertitude si on observe des kystes de 16 à 28 μ avec noyaux multiples (8 et plus), et sans masses chromidiales (voir fig. 11) (1). Il s'agit dans ce cas de *kystes d'E. Coli* (2).

Mais, il est des *formes limites, atypiques*, en présence desquelles l'embarras peut être extrême. Il existe des kystes atypiques *d'E. dysenteriæ* qui peuvent atteindre 15 μ. Etant donné leur absence fréquente de chromidium, ils prêtent forcément à confusion avec les kystes

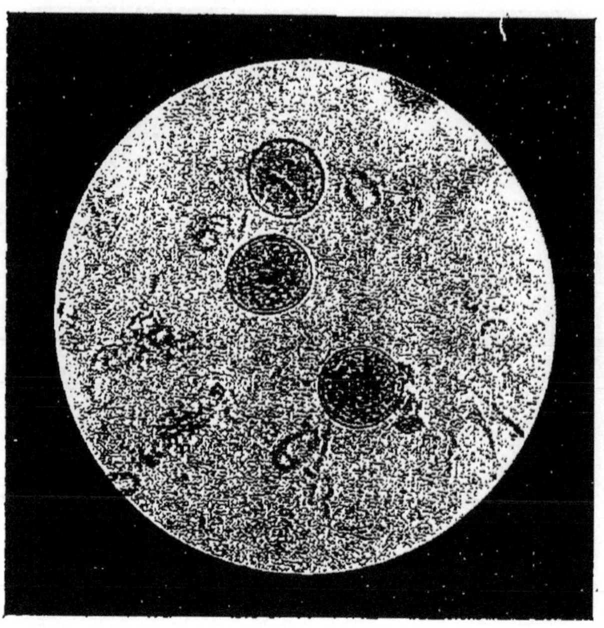

Fig. 11. — Trois kystes d'*Entamœba coli*, de 20 et 22 μ

Dans deux de ces kystes on distingue la double membrane et trois et cinq noyaux. Au microscope, en changeant le plan d'examen, on en compte six et huit.

atypiques de l'*E. coli*. Les formes anormales de ces derniers peuvent mesurer 14 μ et même 12 μ au lieu

---

(1) Les kystes d'*E. Coli* contiennent à certains stades de leur développement des cristalloïdes, contenus dans le cytoplasme; ils pourraient prêter à confusion et faire penser à des chromidies.

(2) La présence de kystes de Coli est des plus fréquentes dans les matières fécales. Sur 834 cas d'entérites pour lesquels nous avons pratiqué l'examen parasitologique des selles, nous en avons rencontré 175 fois.

de leurs 16 μ, 24-28 μ habituels (1); ils peuvent présenter un pseudo-chromidium et avoir 1, 2, 3, 4 noyaux au lieu de 8 et plus que l'on compte ordinairement. En général, on arrivera, même alors, à les distinguer les uns des autres en tenant compte de leurs caractères généraux. Les kystes dysentériques sont opalins, presque translucides (voir fig. 13); leur aspect contraste avec l'apparence grossière, grenue, si spéciale des kystes de l'*E. coli*.

Ces différences deviennent plus flagrantes encore si on pratique un examen à l'ultra-microscope. Dans les cas douteux, on a souvent ainsi le moyen de les distinguer.

Mais ce sont alors des diagnostics fort délicats, réservés aux laboratoires spéciaux. En pratique, s'il y a incertitude, on fera bien de s'en tenir au conseil de MATHIS et MERCIER.

On néglige les formes atypiques et on ne fait état pour le diagnostic que de la présence des seules formes typiques. La chose est facile quand la préparation montre des kystes très nombreux, de tous genres et faciles à examiner en l'absence de détritus, comme après l'emploi de la méthode de simili-homogénéisation.

S'il y avait doute, en l'absence de kystes typiques, il serait nécessaire de recourir à l'examen de selles nouvelles.

D'ailleurs, malgré le maximum de certitude fourni par la méthode de simili-homogénéisation, des *examens répétés à quelques jours d'intervalle sont toujours nécessaires quand les résultats obtenus sont négatifs.* Sans cette précaution, on ne saurait affirmer l'absence d'amibiase.

De plus, on n'oubliera pas qu'amibes et kystes dysen-

---

(1) Cette grosse importance des dimensions des kystes observés montre qu'un diagnostic précis ne saurait se faire sans avoir sans cesse l'oculaire micrométrique à la main.

tériques ne se rencontrent, à la fois, que tout à fait exceptionnellement dans la même selle. Pour notre part, nous n'avons jamais pu noter leur présence simultanée.

Le double examen : des selles récemment émises ou des mucosités sanglantes recueillies par la rectos-

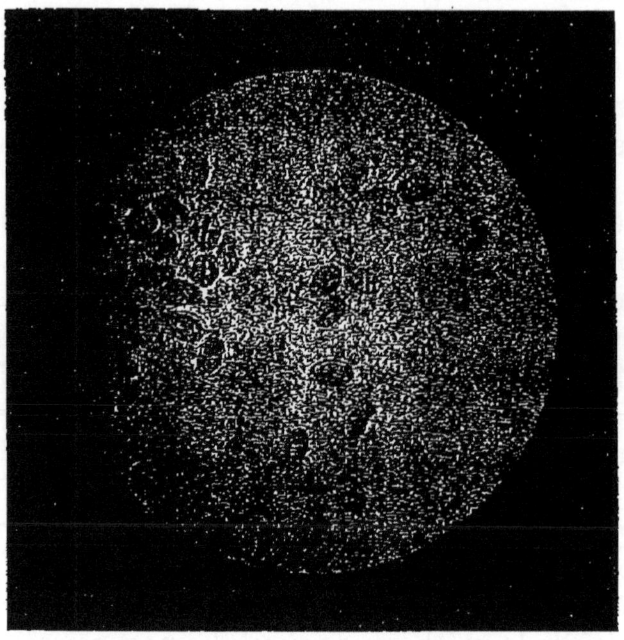

Fig. 12. — Kystes de *Lamblia intestinalis*
(grossissement × 380).
(Double membrane et débris de flagelles. Dimensions : 15 s ur 8 à 9 µ.)

copie, puis d'un culot de centrifugation des selles tamisées et simili-homogénéisée est donc tout à fait indispensable.

Par l'observation du prélèvement direct, on décèlera les seules amibes et difficilement les kystes dysentériques ; par la simili-homogénéisation des selles, on découvrira très facilement les kystes, jamais les amibes. Les deux méthodes de recherches sont également nécessaires. L'examen microscopique des selles au laboratoire, en particulier par la méthode de tamisage, ne montre pas seulement la présence de kystes de la dysenterie ou de kystes de coli. *Il permet d'observer l'existence de kystes de beaucoup d'autres parasites, de levures et d'œufs de vers de diverses espèces.*

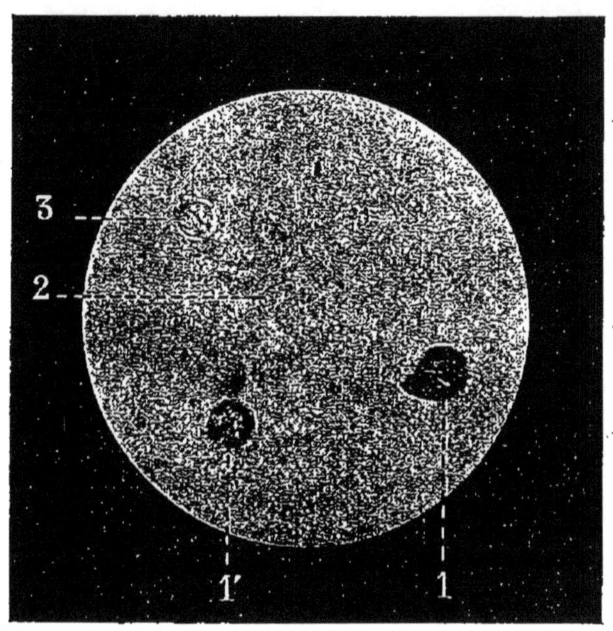

Fig. 13. — *Blastocystis hominis.*

1-1'. Deux *microsphères* bourrées de vacuoles et protoplasma périphérique donnant l'apparence d'une double membrane. 1' mesure 16 μ 5.
2. Cellule de *levure (oïdium lactis)*.
3. *Kyste d'Entamœba dysenteriæ* de 13 μ 5. (On aperçoit un chromidium et un noyau. On voit la double membrane. On notera la réfringence spéciale, toute différente de celle des blastocystis.

Nous verrons plus loin leur rôle dans la production ou le maintien des troubles entéritiques ; nous indiquerons seulement ici quels sont les principaux d'entre eux et les moyens de les reconnaître et de les différencier.

Les *kystes de Lamblia* sont ordinairement ovales, quelques-uns peuvent être ronds ; ils mesurent 10 à

17 μ dans leur plus grand diamètre sur 8 à 9 μ de large. Ils montrent à leur intérieur des débris de flagelles caractéristiques (voir figure 12).

Le *Blastocystis hominis* est une espèce parasite fréquente, aussi bien chez les sujets sains, que chez ceux

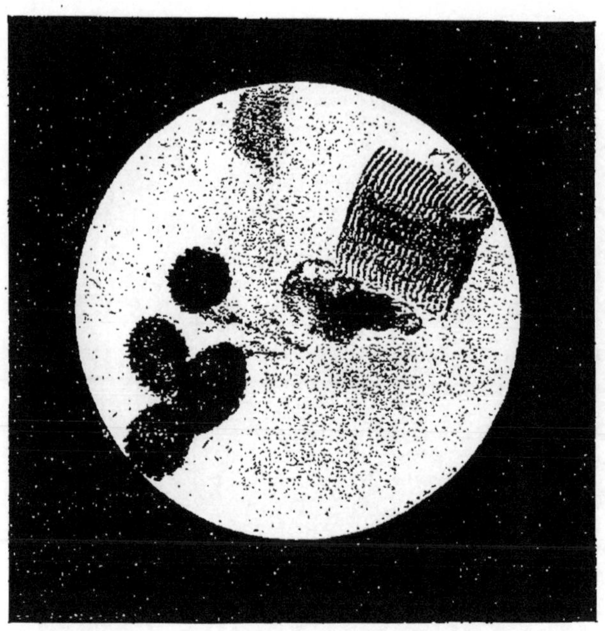

Fig. 14. — Spores de truffes et fibre musculaire inutilisée.

atteints d'entérite. Son rôle pathogène est encore inconnu : pour BRUMPT (1), il serait nul.

Le *Blastocystis hominis* (voir fig. 13) a été considéré longtemps comme le kyste du *Trichomonas intestinalis* dont la forme de résistance est mal connue. De dimensions variables allant de 2 à 20 μ, il pourrait prêter à confusion avec les kystes amibiens quand il en présente les dimensions. Il en sera différencié grâce à l'existence d'une grande vacuole centrale

(1) BRUMPT. *Précis de Parasitologie*. Masson et Cie, éditeurs, Paris, 1913.

trale et de sa double membrane (capsule mucilagineuse, incolorable), où l'on peut observer un ou plusieurs noyaux. Dans le doute, un examen en goutte suspendue montre le bourgeonnement rapide ou plutôt la division des microsphères qui a permis à E. CHATTON (1) de rattacher cet organisme bizarre et polymorphe, si

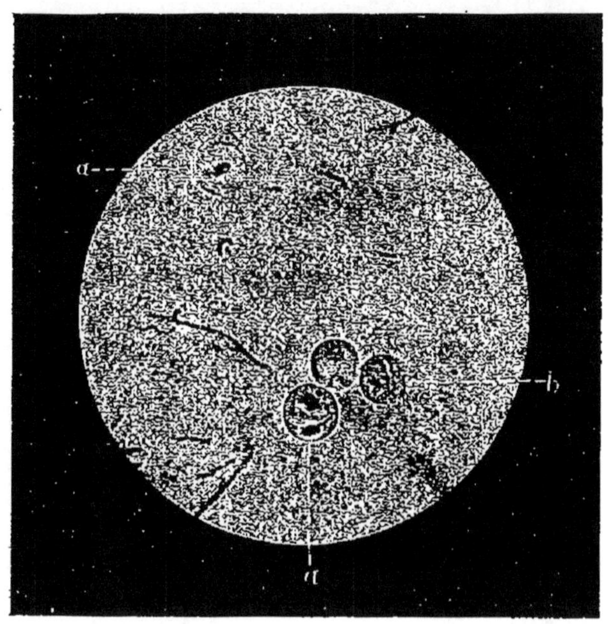

Fig. 15. — *Saccharomyces et kystes dysentériques.*

a) Saccharomyces de 16 μ dont les spores simulent les noyaux et les chromidies des kystes dysentériques.
b) Kyste dysentérique de 14 μ avec chromidium.

commun dans les fèces, à un stade du cycle évolutif d'un flagellé.

---

(1) CHATTON. Les Blastocystis. Mémoire. *C. R. Société Biologie*, 2 juin 1917, p. 555.
Pour plus de détails sur ces diverses questions de morphologie, s'en rapporter au très intéressant travail de BARTHÉLEMY, *Essai de Coprologie Microscopique*, Vigot frères, éditeurs, Paris, 1917. Voir aussi : Jacques CARLES et BARTHÉLEMY. L'examen des selles dans la dysenterie amibienne. *Arch. de Médecine expérimentale et d'anatomie patholog.*, T. XXVII, nº 6, déc. 1917.

Diverses autres levures ou spores de champignons supérieurs peuvent se trouver dans les selles du dysentérique. Les spores ovalaires à double paroi de la morille rappellent par exemple les kystes de *Lamblia*; mais elles ont 10 à 18 μ et ne présentent point les flagelles caractéristiques de ces derniers. *Les spores*

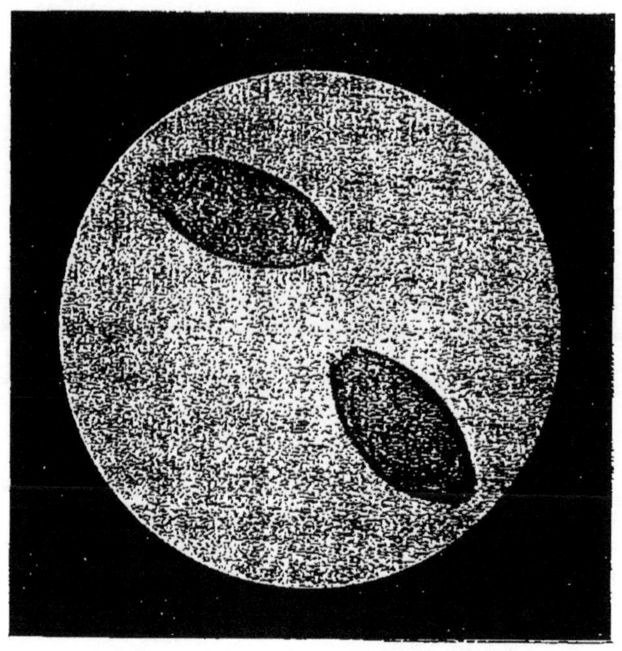

Fig. 16. — Œufs de *Trichocéphales*.
(grossissement × 380). Dimensions : 50 μ sur 25 μ.

de truffes ne sauraient davantage prêter à confusion (fig. 14). Avec leurs dimensions de 30 à 40 μ, leur assemblage par quatre, trois, quelquefois deux éléments, leur aspect apiculé, rappelant un peu les oursins, elles ne sauraient provoquer une erreur.

Signalons aussi la présence fréquente dans les selles de nombreux *cryptococcus* et de divers parasites tels que l'*oïdium lactis* (voir figure 13).

Certains *saccharomyces*, tout comme les *cryptococus*,

sont capables de donner naissance à des formes qui peuvent prêter à confusion avec les kystes dysentériques. S'isolant rapidement après bourgeonnement, ils se présentent sous un aspect globuleux ou ellipsoïde avec une à quatre spores qui simulent tout à fait noyaux et chromidies des kystes dysentériques.

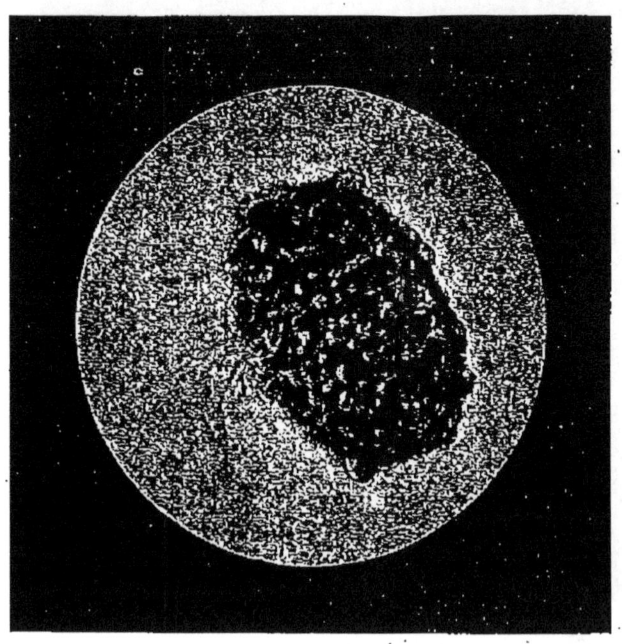

Fig. 17. — Œuf d'*Ascaris lombricoïdes* non fécondé (grossissement × 380).
Dimensions : 50 à 75 μ de long sur 40 à 60 μ de large.

(voir fig. 15). L'examen minutieux de la préparation, montrant d'autres saccharomyces ou cryptococci typiques, avec vacuoles spéciales, dimensions de 18 et 20 μ, bourgeonnement caractéristique, permettra d'éviter toute erreur.

Les kystes de Tetramitus Mesnili sont très petits, 5 μ, et réfringents ; ils montrent un protoplasma finement granuleux avec un gros noyau quelquefois absent et de fines granulations. Difficiles à caractériser, ils sont désignés le plus souvent sous le nom générique de kystes de Protozoaires.

Les Œufs de vers intestinaux que l'on trouve dans les selles, associés ou non à l'amibiase, sont nombreux (1).

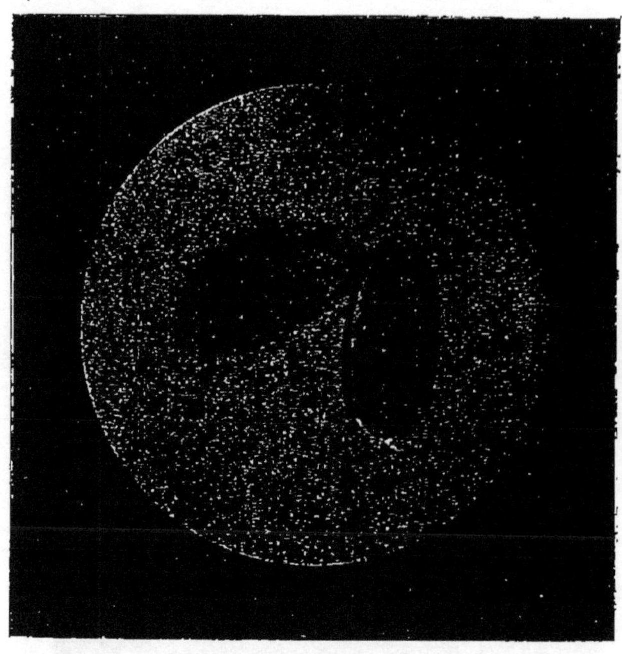

Fig. 18. — Œufs d'*Oxyuris vermicularis* (grossissement × 380). Dimensions : 50 à 55 μ de long, 20 à 25 μ de large.

(1) Pour nous faire une idée de la proportion relative des parasitoses observées, nous avons relevé les résultats que nous avons obtenus jusqu'à ce jour à notre laboratoire. Sur 834 examens de selles d'entéritiques, nous relevons :

Amibes dysentériques..	15	Œufs d'Ascaris	16
Kystes dysentériques..	45	Blastocystis hominis...	118
Kystes de Coli	175	Œufs d'Ankylostomes..	5
Œufs de Trichocéphales	181	Œufs de Douve........	5
Kystes de Lamblia....	97	Spirilles	40

Antérieurement à cette nouvelle statistique, nous avions observé quinze autres cas d'amibiase. (Voir : Les Reviviscences. de la Dysenterie amibienne. *Progrès Médical*, 1917).

Les *œufs de Trichocéphales* sont faciles à reconnaître grâce à leur forme en citron, à leurs dimensions de 50 μ sur 25, à la présence de deux boutons brillants, caractéristiques, aux deux pôles (voir fig. 16).

Les *œufs d'Ascaris lombricoïdes* sont ovoïdes, jaune brunâtre, longs de 50 à 75 μ sur 40 à 60 de large. Ils

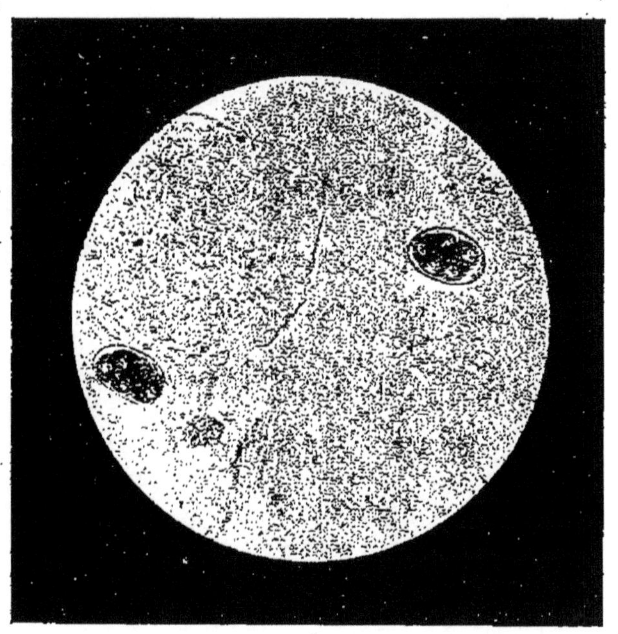

Fig. 19. — Œufs d'*Ankylostome duodénal*
(50 à 60 μ de long sur 30 à 40 μ de large, grossissement × 125).

ont deux enveloppes, l'interne est résistante, l'externe est de nature albumineuse et très fragile. L'ensemble de l'œuf a un aspect mûriforme (voir fig. 17).

Les *œufs d'Oxyuris vermicularis* sont lisses, ovales, longs de 50 à 55 μ et larges de 20 à 25 μ; ils sont reconnaissables à la présence fréquente de l'embryon contenu dans leur intérieur (voir fig. 18).

Les *œufs d'Ankylostome duodénal* mesurent 50 à 60 μ de long sur 30 à 40 μ de large et se présentent à un stade de segmentation de deux à six cellules très caractéristiques (voir fig. 19 et 20).

Les *œufs de la Douve hépatique* (*Fasciola hepatica*) ou de la petite Douve se reconnaissent à leur forme ovoïde, à leur opercule à bord saillant et par le bouton siégeant au pôle opposé au clapet (voir fig. 21).

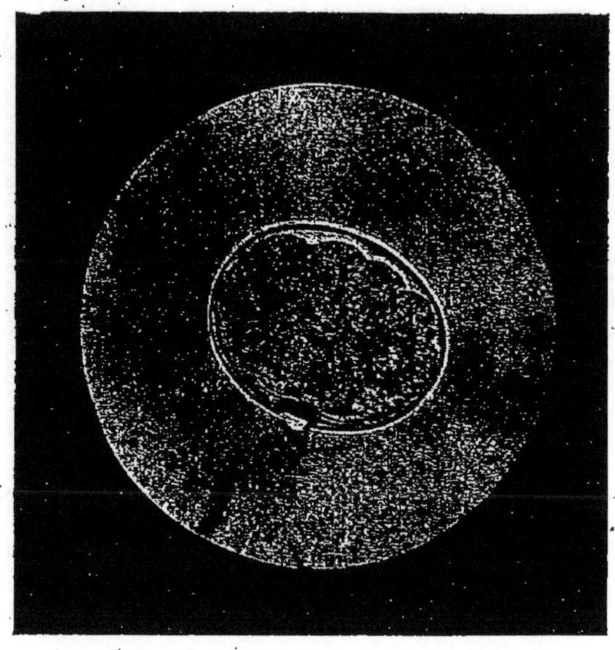

Fig. 20. — Œuf d'*Ankylostome duodénal.*
La segmentation avancée montre de nombreuses blastomères.

Les *œufs de Tænia* se rencontrent rarement dans les selles ; ils sont expulsés en général sous forme d'anneaux ou cucurbitins qui en contiennent un grand nombre. On n'en découvre à l'examen microscopique des selles que si un anneau s'est rompu avant son expulsion au dehors (voir fig. 22 et 23).

En définitive, nous voyons par ce court aperçu quelle est l'*importance primordiale des examens microscopiques*. On ne saurait s'en passer pour l'étude de la dysenterie amibienne et en général de toutes les entérites chroniques.

Sans eux, un diagnostic précis est impossible.

Certains des résultats qu'ils fournissent sont pathognomoniques : *la découverte de* l'Entamœba dysenteriæ, *celle des kystes de l'Entamibe dysentérique*

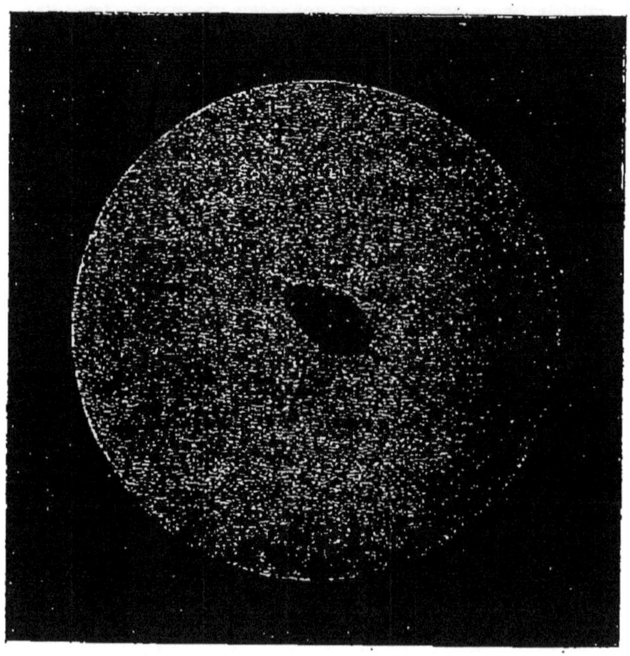

Fig. 21. — Œuf de *Douve hépatique*
(grossissement × 380).

indiquent formellement et sans aucune hésitation possible le diagnostic d'amibiase.

Par les examens microscopiques, on peut établir encore *quelles sont les parasitoses surajoutées à l'amibiase.* C'est là une notion féconde : nous verrons plus loin que *Lamblia*, Trichocéphales, Ankylostomes, Ascaris par exemple, associés à l'amibiase, modifient souvent son évolution et sa résistance à l'action thérapeutique. C'est donc une recherche qu'on ne saurait négliger.

De plus, en l'absence d'amibiase, la découverte souvent inattendue de certains parasites, permet de mettre une étiquette précise sur une foule d'états entéritiques tenaces et souvent graves.

Bien des malades traînent depuis des mois et des années. La découverte dans leurs matières de kystes

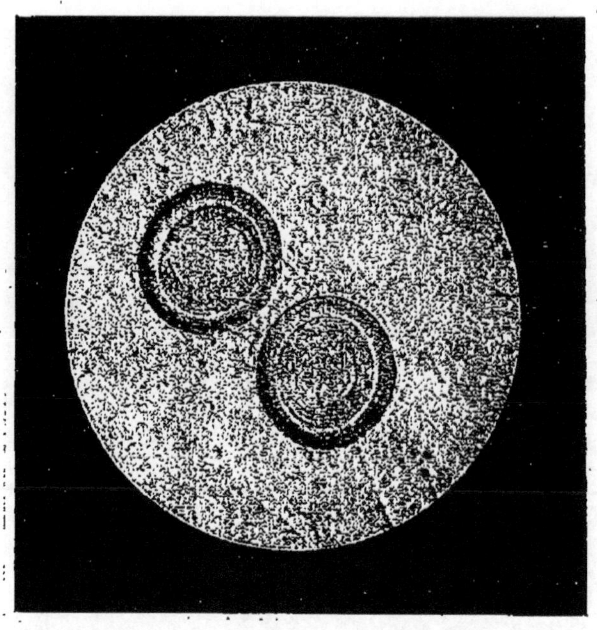

Fig. 22. — Œufs de *Tænia saginata* (grossissement × 380).

de Lamblia, d'œufs d'Ankylostomes, de Douves et même de Trichocéphales donne bien souvent la solution d'un problème thérapeutique qu'on s'efforçait vainement de résoudre.

Nous avons eu l'occasion d'observer ainsi de nombreux soldats qui nous étaient adressés comme atteints soit d'amibiase ancienne, soit de simple gastro-entérite chronique. L'examen répété des selles nous permit souvent d'éliminer l'hypothèse d'une amibiase à l'origine des troubles constatés et au contraire d'en rendre

responsables d'autres parasites. Le traitement approprié, suivi d'une guérison rapide et de la disparition
simultanée de tout kyste ou de tout œuf d'helminthe
dans les matières, faisait en même temps la preuve
indéniable de l'origine exacte des troubles intestinaux
constatés.

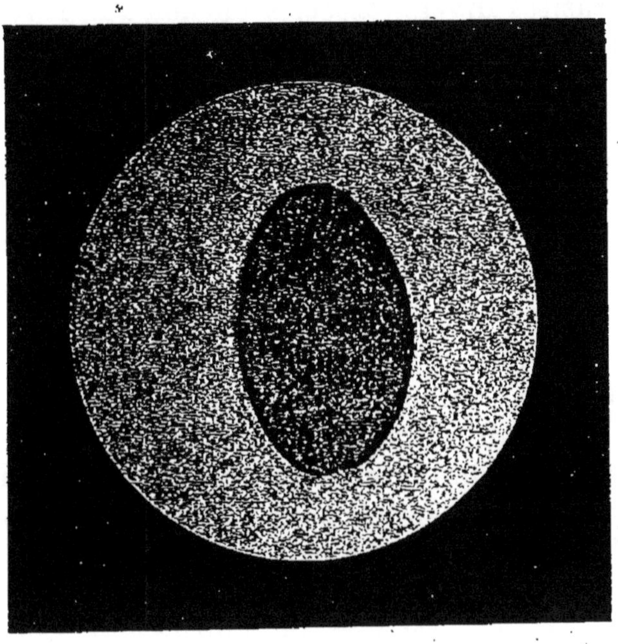

Fig. 23. — Œuf de *Botriocephalus latus*
(grossissement × 380).

*A l'avenir, l'examen parasitologique des selles doit
être de pratique courante.*

Tout médecin doit examiner ou faire examiner les
selles des malades atteints d'entérite, au même titre
qu'il fait examiner les crachats des suspects de tuberculose ou les urines des gens présumés atteints de
diabète ou d'affection rénale. La négligence à faire ces
recherches aurait les mêmes conséquences fâcheuses
dans les trois cas.

La Mesure du Chimisme intestinal

4° **Les repas d'épreuve.** — *L'étude de la flore protéolytique et saccharolytique.* — En présence d'un sujet atteint de troubles intestinaux, il ne suffit pas de savoir si les selles contiennent ou non *l'Entamœba dysenteriæ* ou ses kystes, et si elles sont riches encore en parasites divers, associés ou non aux Entamibes. Il importe en outre de savoir dans quelle mesure le chimisme intestinal est troublé; s'il y a ou non assimilation et digestion parfaite des viandes, des graisses, des amidons, et quelle est la flore bactérienne intestinale au milieu de laquelle s'est développée l'amibiase ou l'entérite chronique que l'on a observée. Nous verrons plus loin que ce sont là autant de questions fort importantes à résoudre. De leur connaissance peut dépendre la réussite ou l'échec plus ou moins complet du traitement institué.

Il existe de nombreuses méthodes d'exploration fonctionnelle de l'intestin (1). Elles ont dans diverses circonstances des objets précis. Dans les cas d'amibiase et d'entérites chroniques qui nous occupent, nous nous sommes servis d'une méthode d'examen très simple, facile à réaliser, ne fournissant sans doute que des résultats un peu approximatifs, mais en pratique toujours suffisants.

Voici comment nous procédons :

Le malade est soumis pendant quarante-huit heures à un régime composé à chaque repas d'un plat de viande, puis de pommes de terre, ou de riz et enfin de beurre (2). Au bout de quarante-huit heures, on pré-

____

(1) René GAULTIER. *Précis de coprologie clinique.* J. B. Baillière et fils, éditeurs, Paris, 1914.

(2) On peut y joindre du carmin ou du charbon si on veut mesurer en même temps la durée de la traversée digestive. (R. GAULTIER).

lève des selles. Celles-ci sont traitées par notre méthode habituelle de filtration et simili-homogénéisation. Un premier prélèvement fait avant la centrifugation permet vite d'établir par l'examen de quelques lames, dans quelle mesure relative il y a eu utilisation plus ou moins parfaite des fibres musculaires, du tissu conjonctif, des fibres élastiques, des graisses, des grains d'amidon. On apprécie ainsi *grosso modo* la valeur des sucs, gastrique, pancréatique, intestinaux et **des** phénomènes de digestion et d'assimilation générale.

Par un deuxième examen, il est facile d'établir *quelle est la flore intestinale prédominante*; si elle elle est constituée par des germes protéolytiques ou des germes saccharolytiques. Pour cela, il suffit de recourir au procédé d'examen de WEIGERT ESCHERICH (cité par René GAULTIER) :

« On colore la préparation microscopique des fèces préparée et fixée comme à l'habitude (c'est-à-dire étalée en couche mince, séchée à l'air et fixée par la chaleur) en la trempant pendant une demi-minute dans un mélange fraîchement préparé de 85 parties d'une solution aqueuse de violet de gentiane à 2,5 p. 100 (préparée à chaud et filtrée) et de 15 parties d'une solution d'aniline pure (3 centimètres cubes dans 11 centimètres cubes d'alcool absolu). Rincer rapidement à l'eau, puis traiter pendant quelques secondes seulement par la solution iodo-iodurée de Lugol et laver. Décolorer ensuite la préparation par un mélange de deux volumes de xylol et un volume de phénol pur jusqu'à ce que le liquide ne se colore plus en bleu. Passer alors au xylol pur, dessécher et colorer rapidement au moyen d'une solution aqueuse de fuchsine à 1/100. Laver, dessécher et examiner avec l'objectif à immersion. La numération des bactéries colorées en bleu (comprenant surtout les protéolytiques) et des bactéries colorées en rouge (saccharolytiques pour la plupart) donne le rapport des bleues aux rouges. »

Nous avons eu recours aussi, bien souvent, à la simple méthode de GRAM avec coloration pendant une demi-minute au cristal-violet, décoloration par le Lugol, traitement pendant quelques secondes au moyen d'une solution de fuchsine ou de rubine à 1/100. Elle donne des résultats très comparables à la précédente.

Nous nous bornons dans ce chapitre à indiquer la technique utile pour étudier la flore intestinale. Nous verrons ultérieurement (p.109) les renseignements de premier ordre qu'on peut retirer de cette étude.

On peut les pressentir si on se souvient des enseignements que la physiologie nous fournit. Les germes saccharolytiques et amylolytiques, les germes protéolytiques réalisent dans la cavité intestinale une digestion très complète de tous les aliments qui s'y trouvent. Cette transformation, indispensable à la vie et à la pullulation microbienne, peut être profitable indirectement à l'organisme. Il bénéficie dans une certaine mesure de cette préparation des matières alimentaires par les germes microbiens.

Ceux-ci réalisent par conséquent une véritable digestion artificielle, superposable à la digestion qui se fait au moyen des diverses zymases pancréatico-intestinales. Mais cette digestion anormale s'accompagne de la production de nombreux produits toxiques dont, à la longue, l'action morbide sur l'organisme devient des plus importantes.

La présence d'une flore intestinale trop riche, surtout d'une flore protéolytique excessive, doit donc être considérée comme des plus fâcheuses. Il est nécessaire, dès qu'on constate son existence, de chercher à enrayer cette pullulation néfaste de germes de fermentation et de putréfaction.

B — Le Diagnostic différentiel d'Amibiase

Grâce à l'interrogatoire, aux données étiologiques, à l'examen clinique, aux diverses recherches de laboratoire, nous voilà donc pourvus maintenant de tous les moyens d'investigation et de tous les résultats d'examens possibles. Le diagnostic complet d'amibiase ou de variété d'entérite chronique devient dès lors facile, même dans les cas les plus difficiles et de prime abord inextricables.

Nous allons étudier ces diverses éventualités cliniques, au cours desquelles la possibilité de l'amibiase peut être envisagée.

Ce sera :

1º *Au cours des maladies à allures de dysenterie aiguë ou de simple entérite aiguë ;*

2º *Au cours des maladies à allures d'entérites chroniques ;*

3º *Au cours des maladies à allures d'entérites ou de rectites hémorragiques.*

Le diagnostic différentiel d'amibiase
au cours des maladies à allures de dysenterie aiguë
ou de simple entérite aiguë.

Les affections intestinales affectant les apparences d'une dysenterie aiguë ou d'une entérite aiguë et autres que l'amibiase, peuvent être rangées en quatre groupes :

1º La dysenterie bacillaire ;

2º Les dysenteries à germes divers ;

3º L'accès pernicieux dysentériforme ;

4º Les diarrhées « dites des tranchées ».

Il importe de les bien connaître pour pouvoir convenablement les différencier.

1º **La dysenterie bacillaire.** — La dysenterie amibienne à forme aiguë se rapproche de la dysenterie bacillaire.

Cependant, même cliniquement, la différenciation des deux variétés de dysenterie est souvent possible.

La *dysenterie amibienne* a une allure clinique assez spéciale avec son début traînant, son évolution souvent sans fièvre, ses selles peu nombreuses ne dépassant pas dix par jour, ses rechutes aboutissant à la chronicité, ses localisations hépatiques possibles.

La *dysenterie bacillaire* est cliniquement différente avec son début brutal, en pleine santé, sa température élevée, ses selles très nombreuses à raison de 20, 50, 200 même par vingt-quatre heures, ses rechutes et ses formes chroniques exceptionnelles, l'absence constante d'abcès du foie.

Dans les cas douteux, la recherche des Entamibes et des kystes ou bien des bacilles dysentériques dans les selles (1), le séro-diagnostic d'agglutination permettent d'assurer un diagnostic hésitant.

On n'oubliera pas que le séro-diagnostic dysentérique n'a de valeur que dans certaines conditions précises : en premier lieu, en l'absence de toute sérothérapie, il n'est positif qu'au huitième ou dixième jour de l'évolution d'une dysenterie bacillaire, au moment où les agglutinines commencent à apparaître dans le sang du sujet en voie d'immunisation. Ce n'est donc pas une méthode diagnostique de début ; faite prématurément, elle conduirait à des conclusions erronées. Inversement, la maladie guérie, le séro-diagnostic reste positif durant deux ou trois mois. Si on n'y prenait point garde, en présence de troubles gastro-intestinaux vulgaires survenant après une dysenterie ba-

---

(1) Voir pour cette recherche, la technique très précise et très claire indiquée par Noël FIESSINGER. *Les Diagnostics biologiques en Clientèle*, p. 113. Maloine et Fils, édit., Paris, 1918.

cillaire antérieure, on pourrait être conduit à de grossières erreurs.

Enfin la séro-agglutination fait défaut dans les formes légères de dysenterie bacillaire qui guérissent avant l'apparition dans le sang du pouvoir agglutinant.

Au point de vue technique, on se souviendra encore que le bacille de FLEXNER est agglutiné même par le sérum normal et encore mieux par le sérum riche en co-agglutinines des typhiques, des paratyphiques ou des sujets vaccinés contre ces maladies : il serait facile en présence d'un séro-diagnostic, forcément positif dans ces conditions, de conclure à une dysenterie bacillaire qui, en fait, n'existe pas.

Pour éviter toute erreur, il est nécessaire, comme l'a indiqué RAVAUT (1) de tenir compte uniquement des agglutinations poussées à leur terme maximum et de retenir seulement comme positives celles qui se font à 1/300.

A côté du séro-diagnostic d'agglutination, nous avons encore, pour différencier la dysenterie bacillaire, à tenir compte de l'action rapide, vraiment spécifique, du sérum antidysentérique. Cette action reste nulle quand il s'agit d'amibiase.

2º Les dysenteries à germes divers. — Les germes nombreux qui constituent la flore intestinale varient rapidement selon les milieux, le terrain, les modifications de l'alimentation. Beaucoup de ces germes paraissent susceptibles de déterminer l'apparition du syndrome dysentérique tout aussi bien que les bacilles ou l'amibe dysentérique elle-même.

Cette conception nouvelle est née des constatations faites au cours de la guerre actuelle. DELILLE, PAISSEAU,

---

(1) RAVAUT. A propos du séro-diagnostic bacillaire. *Soc. Méd. Hôp.*, 24 novembre 1916.

Lemaire (1) admettent que le syndrome dysentérique est provoqué par un nombre de bacilles beaucoup plus varié qu'il n'était admis jusqu'ici. C'est aussi l'opinion de Mauriac (2). Lebœuf et Brown (3) considèrent qu'entre le coli-bacille et le groupe dysentérique existe une chaîne ininterrompue de germes, tous susceptibles de devenir pathogènes.

Quoi qu'il en soit, le syndrome dysentérique déterminé par le coli-bacille, les paratyphiques, les para-His, Shiga ou Flexner, les bacilles d'Hérelle, de Friedlander et autres, a une allure clinique tout à fait différente de celle qui caractérise la dysenterie amibienne à forme aiguë.

Ici encore, comme pour la dysenterie bacillaire, le début se fait presque en plein santé, les selles sont abondantes, il y a des réactions fébriles ; mais, faits importants qui différencient ces pseudo-dysenteries à la fois de la dysenterie bacillaire et de la dysenterie amibienne, le sérum anti-dysentérique reste ici totalement inefficace, le séro-diagnostic d'agglutination est négatif; enfin, kystes dysentériques ou *Entamœba dysenteriæ* font constamment défaut dans les selles.

3° L'accès pernicieux dysentériforme présente quelques analogies et pourrait être confondu avec l'amibiase à forme aiguë. Il s'accompagne aussi d'épreintes, de coliques, de ténesme ; mais la température est en général très élevée et la quinine à fortes doses (4) a une action rapide à peu près spécifique

---

(1) Delille, Paisseau, Lemaire. Une épidémie de dysenteries bacillaires à l'armée d'Orient. *Soc. Méd. Hôp.*, 28 juillet 1916.

(2) Mauriac. Quelques remarques à propos d'une épidémie de dysenterie. *Journal de Médecine de Bordeaux*, avril 1917.

(3) Lebœuf et Brown. Fréquence de l'amibiase autochtone intestinale et hépatique. *Soc. Méd. Hôp.*, 20 octobre 1916.

(4) Jacques Carles. Les divers traitements du paludisme. Leurs résultats. *Journal de Médecine de Bordeaux*, janvier 1918.

sur son évolution. On n'oubliera pas cependant que paludisme et amibiase peuvent être associés. Dans ce cas, il sera facile de découvrir à la fois les agents spécifiques de la dysenterie amibienne dans les selles et des leucocytes mélanifères ou des hématozoaires dans le sang.

4º **Les diarrhées dites « des tranchées ».** — On désigne sous ce terme toute affection diarrhéique non encore cataloguée et frappant le soldat soumis à toutes les vicissitudes de la vie de campagne.

C'est dire combien sont nombreuses les variétés de diarrhées que l'on peut faire entrer sous cette dénomination. Sous ce terme de diarrhée des tranchées, on comprend bien des diarrhées consécutives à l'absorption de conserves et de viandes. On désigne encore celles qui apparaissent après usage de pain moisi et dues à des moisissures ressemblant à l'*Aspergillus* (RAVAUT et KROLUNITSKY (1). Nous en avons observées qui semblaient dues à la présence dans le pain d'une proportion excessive de nielle. D'autres fois, comme l'ont montré ROUSSEL, BRULÉ, BARAT et MARIE (2), elles sont consécutives à l'utilisation de bières de mauvaise qualité, riches en coli-bacilles.

Mais le simple usage d'aliments irritants comme les crudités, des boissons trop fraîches, d'autres fois, des refroidissements brusques peuvent encore être le point de départ de ces diarrhées sans caractères spécifiques.

Enfin, les *gaz asphyxiants* eux-mêmes, sont susceptibles de provoquer des troubles gastro-intestinaux

______

(1) RAVAUT et KROLUNITSKY. Les états dysentériformes et les dysenteries au cours de la guerre. *Revue générale de Pathologie de Guerre*, Vigot frères, éditeurs, Paris, 1917.
(2) ROUSSEL, BRULÉ, BARAT et MARIE. *Soc. Méd. Hôp.*, 25 février 1916.

à forme aiguë ou chronique. Il est clair que la notion étiologique, la concomitance d'accidents pulmonaires, laryngés, oculaires ont ici une valeur de premier ordre pour établir un diagnostic précis.

Mais, pour différencier ces diverses diarrhées de celles produites par l'amibiase intestinale, il est toujours nécessaire de recourir aux recherches de laboratoire. Elles seules, en montrant la présence ou l'absence des amibes ou des kystes spécifiques, fourniront les précisions indispensables.

Cependant, en présence de résultats négatifs, on n'oubliera pas que RATHERY et BISCH (1) ont constaté que certaines de ces diarrhées dites des tranchées, à allures de colites dysentériformes et dont l'examen des selles était resté négatif, sont cependant des dysenteries amibiennes larvées capables de provoquer l'apparition d'abcès du foie.

Le diagnostic différentiel d'amibiase
au cours des maladies à allures d'entérites chroniques.

L'amibiase peut prendre les apparences de diverses formes d'entérites chroniques :

1º L'entéro-névrose et les sympathoses abdominales;

2º L'entérite muco-membraneuse ;

3º Les séquelles de fièvres typhoïdes et paratyphoïdes, de dysenterie bacillaire ;

4º La diarrhée chronique des pays chauds ;

5º Les entérites parasitaires.

Il importe d'avoir bien présents à l'esprit les symptômes spéciaux de ces diverses affections pour arriver à les différencier aisément d'une amibiase à forme chronique ou larvée.

---

(1) RATHERY et BISCH. Abcès du foie et diarrhée des tranchées. *Presse Médicale*, 6 juillet 1916.

1º **L'entéro-névrose simple,** telle que l'a fort bien décrite COMBE (de Lausanne) (1), frappe surtout les femmes nerveuses, les hommes neurasthéniques, les névropathes héréditaires. Elle s'accompagne de phobies, de manifestations névropathiques variées. Elle est caractérisée par des crises de constipation spasmodique avec selles dures, recouvertes de glaires et de fausses membranes. A l'occasion d'un refroidissement, d'une émotion ou sans cause, surviennent les crises entéralgiques. Il y a alors émission de nombreuses selles non diarrhéiques et surtout d'amas considérables de membranes blanchâtres, épaisses, formées de mucine. A ces moments, le ventre est rétracté, douloureux à la palpation.

Il est rare que l'amibiase prenne cet aspect ; mais, elle peut se développer chez un sujet atteint déjà d'entéro-névrose et prendre une allure particulière en s'y associant.

Une forme un peu spéciale d'entéro-névrose est constituée par les « *gros ventres de la guerre* ».

Ceux-ci ont été étudiés par DÉNÉCHEAU et MATTRAIS (2), MATHIEU et DELORT (3), ROUSSY, BOISSEAU et CORNIL (4). Ces derniers les considèrent comme le résultat d'une contracture hystérique du diaphragme. Parmi les « gros ventres » que nous avons personnellement observés, quelques-uns rentraient dans la catégorie de ceux étudiés par ROUSSY, BOISSEAU et CORNIL. D'autres n'étaient qu'une manifestation nerveuse,

---

(1) COMBE. *Traitement de l'Entérite muco-membraneuse.* J. B. Baillière et fils, Paris, 1911.

(2) DÉNÉCHEAU et MATTRAIS. Les « gros ventres de la guerre », *Soc. Méd. Hôp.*, 8 décembre 1916.

(3) A. MATHIEU et DELORT. Deux cas de tympanisme chez des militaires. *Soc. Méd. Hôp.*, 4 mai 1917.

(4) ROUSSY, BOISSEAU et CORNIL. Pseudo-tympanites abdominales hystériques, les « catiémophrénoses ». *Soc. Méd. Hôp.*, 18 mai 1917.

localisée, fixée en quelque sorte par un début de péritonite tuberculeuse. L'un d'entre eux enfin, et c'est particulièrement intéressant à signaler ici, n'était que la conséquence d'une amibiase intestinale. Les selles de ce malade étaient très riches en kystes dysentériques ; une amélioration marquée survint à la suite du traitement antiamibien.

On pourrait multiplier les exemples de la haute difficulté, dans certains cas, du diagnostic différentiel d'amibiase. On sait combien il est fréquent à l'heure actuelle de voir des opérés de hernies, d'appendicite, etc., accuser après l'intervention subie des *algies interminables*. Beaucoup sont des névropathes, certains des simulateurs. Nous eûmes à examiner un jour un soldat opéré depuis plus de six mois d'appendicite et qui, depuis cette époque, accusait des crises de diarrhée douloureuse, fréquente ; il dépérissait, était pâle, ne mangeait point. Il mettait sur le compte de l'intervention les douleurs abdominales qui l'empêchaient souvent de se tenir debout. On pouvait penser à une algie chez un exagérateur de vieille habitude. A l'examen rectoscopique, nous fûmes surpris d'observer une muqueuse très enflammée, rappelant tout à fait, avec ses mamelonnements et sa rougeur, l'aspect de la framboise. Les recherches microscopiques nous firent voir que ce soi-disant algique exagérateur était en réalité un amibien méconnu. Son appendicite opérée n'avait-elle pas été même une des premières manifestations de son amibiase ?

On voit par ces quelques observations quel masque vraiment inattendu la dysenterie amibienne est parfois susceptible de prendre.

Signalons enfin une série très variée de troubles abdominaux très voisins de l'entéro-névrose, que la guerre a fait éclore et que, volontiers, nous mettrions sur le compte d'une véritable *sympathose abdominale*(1).

De tels malades ont été exposés de nombreuses semaines au froid et à l'humidité ; ils ont été soumis à des émotions continuelles qui épuisent à la longue leur système nerveux souvent prédisposé par l'hérédité. Dormant mal, faisant parfois abus de viandes, de vin, d'alcool, de tabac, ils finissent par présenter un syndrome entéritique très particulier.

Ils ont des alternatives fréquentes de diarrhée fétide, de constipation, de véritables décharges de glaires comme dans l'entéro-névrose. L'état général est précaire, l'asthénie marquée, l'amaigrissement souvent extrême. A l'examen direct on sent parfois les cordes coliques, mais surtout, il existe de façon constante une sensibilité marquée du creux épigastrique et des douleurs très vives à la pression dans la région du plexus solaire.

Ces malades ont en même temps de l'hypotension, le pouls petit et rapide, les extrémités froides, cyanosées, couvertes de sueurs ; ils ont du tremblement, des palpitations et de la tachycardie, une émotivité extrême.

Cet état pathologique, étudié avant la guerre par LAIGNEL-LAVASTINE, sous le nom de syndrome solaire de paralysie, est devenu actuellement des plus communs. Il importe de le bien connaître pour ne pas le confondre avec une dysenterie amibienne chronique.

Les deux affections peuvent, d'ailleurs, être associées. Ce double diagnostic est important à faire, car il comporte des indications thérapeutiques complexes.

2º L'entérite muco-membraneuse. — L'amibiase peut encore revêtir les allures d'une entérite muco-membraneuse simple. Cette dernière affection

____

(1) LAIGNEL-LAVASTINE. Les sympathoses. *Presse Médicale* 20 septembre 1913.

est en général la conséquence d'un état particulier de la nutrition. Elle est due, comme l'a montré COMBE (de Lausanne) aux éliminations tout à fait anormales d'urates et d'oxalates qui se font chez les arthritiques, par les selles. Ces éliminations préparent l'irritation et l'infection de la muqueuse intestinale. Cette infection est finalement réalisée par l'intervention des microbes anaérobies protéolytiques, organes de putréfaction, qui pullulent dans la cavité intestinale de ces sujets à alimentation azotée toujours excessive.

Cliniquement, dans cette affection on observe au cours des périodes de calme, un « ventre chiffon ». Durant les périodes spasmodiques, on derçoit au contraire à la palpation les cordes coliques caractéristiques. Plus ou moins dures selon les cas, elles ont été comparées par COMBE (de Lausanne) à la sensation fournie par un fuseau de bois ou par un tube de caoutchouc.

Les selles sont très nombreuses pendant les crises aiguës. Atteignant le chiffre de 5 à 30 par jour, elles sont riches en fausses membranes ; quelquefois glaireuses, à aspect de frai de grenouille, elles sont aussi jaunes et rouges quand elles sont mélangées de sang. Des douleurs continues de jour et de nuit avec coliques intermittentes localess ont fréquentes à cette période. Dans les moments de calme, il y a rejet de longues fausses membranes, de mucus concrété et souvent aussi de sable et de calculs intestinaux.

Ces malades, auto-intoxiqués, ont une haleine fétide, une langue chargée, des éruptions diverses, de la céphalée, du nervosisme, des phobies. Il s'y ajoute souvent de l'amaigrissement, des palpitations, de l'arythmie, de l'oppression sous forme de pseudo-asthme.

On n'oubliera pas que l'amibiase peut s'implanter facilement sur des intestins ainsi prédisposés. Souvent même elle est à l'origine de l'entérite muco-membraneuse que l'on observe. Au cours de la guerre, toute entérite muco-membraneuse sera donc tenue pour suspecte. On devra toujours s'assurer, chez d'anciens combattants, qu'elle n'est pas entretenue ou même déterminée par une affection dysentérique, une lambliose ou autre infection parasitaire.

3° Les séquelles de typhoïdes et de paratyphoïdes, de dysenteries bacillaires. — Il est commun d'observer à la suite de la fièvre typhoïde des troubles entéritiques graves et prolongés. La destruction des plaques de Peyer et des follicules clos par un processus scléreux de guérison n'est pas sans entraîner des modifications profondes sinon définitives dans les phénomènes de la digestion et de l'assimilation intestinales.

Dans les fièvres paratyphoïdes où les lésions intéressent surtout le gros intestin (1), les troubles de l'assimilation consécutifs à la maladie sont moins fréquents que dans la fièvre typhoïde ; mais il n'est pas rare de voir persister durant des semaines et des mois après la convalescence des ulcérations rebelles au niveau du gros intestin, de l'S iliaque ou du rectum. Ces ulcérations déterminent un véritable syndrome dysentérique et prêteraient facilement à confusion avec l'amibiase. Dans quelques cas fort rares, ces séquelles lointaines peuvent être la conséquence d'une dysenterie bacillaire larvée. Nous en avons signalé quelques cas (2). Lœper (3), Mathieu en ont également observés. C'est à l'aide des commémoratifs,

---

(1) Jacques Carles. Les fièvres paratyphoïdes. *Actualités Médicales*. J.-B. Baillière et fils, éditeurs, Paris, 1916.

(2) Jacques Carles et Froussard. Les séquelles gastro-intestinales des dysenteries et des paratyphoïdes. *Arch. des Mal. App. digestif*, 1916.

(3) Lœper. *Etudes sur la Pathologie du Soldat.* Jouve et Cⁱᵉ, éditeurs, Paris, 1917.

du séro-diagnostic, de la rectoscopie, de la radioscopie (1), par l'examen minutieux des selles et parfois la coproculture, qu'on arrivera seulement au diagnostic étiologique précis du syndrome dysentérique chronique observé.

4° **La diarrhée chronique de Cochinchine** pourrait prêter à erreur avec la dysenterie chronique. Cliniquement, elle en diffère par la présence de lésions érosives de la langue, de la bouche, du pharynx, déterminant une salivation abondante. Elle est caractérisée encore par l'émission de selles décolorées, fétides, très abondantes, par un amaigrissement extrême avec anémie progressive.

Comme dans la dysenterie, il y a alternance de périodes de bien-être et de rechutes. Là encore, il faudra toujours suspecter la possibilité d'une infection dysentérique à l'origine.

5° **Les entérites parasitaires.** — De nombreux parasites sont susceptibles de provoquer des troubles intestinaux. Ils peuvent prêter à confusion avec ceux que détermine l'amibiase dysentérique.

Parmi les *Flagellés*, nous citerons les *Cercomonas*, les *Trichomonas*, le *Tetramitus Mesnili*, les *Lamblia* comme particulièrement susceptibles de provoquer des désordres du côté de l'intestin.

Les *Trichomonas* (voir fig. 8) constituent pour l'intestin des parasites inoffensifs, s'ils sont en petit nom-

---

(1) Il ne faut pas compter beaucoup sur les indications de la radioscopie ou de la radiographie pour le diagnostic dans les ulcérations dysentériques ou autres. D'après C. Thurston Holland (Localisation of dysenterie Ulcers by X rays. *Annals of Tropical Medecine and Parasitology*, febr. 8, 1917), elles ne seraient susceptibles de fournir aucun renseignement précis dans ces divers cas.

bre. Pullulant en abondance dans un intestin enflammé ils sont capables de produire, comme l'amibiase, des lésions surtout sigmoïdiennes et rectales. Ils peuvent provoquer un syndrome de colo-rectite soit muqueuse, soit dysentériforme, soit même hémorragique avec douleurs abdominales, ténesme, selles diarrhéiques, muco-sanguinolentes. D'autres fois, ils sont la cause d'une véritable entérocolite chronique (VACCAREZZA) (1).

Les *Tetramitus* (voir fig. 8) sont souvent confondus avec les Trichomonas ; ils ont le même rôle pathologique (BRUMPT).

Les *Lamblias* (voir fig. 8 et 12) sont capables de déterminer selon les cas des troubles intestinaux légers (MATHIS) (2) ou prolongés (RAVAUT et KROLUNITSKY) (3), des entérites dysentériformes. (ORTICONI et NEPVEU), de sérieux troubles intestinaux (LEBŒUF et BRAUN), de véritables dysenteries chroniques (FAIRISSE) (4), (MOURIQUAUD et DEGLOS) (5), (R. GOIFFON et J. CH.-ROUX) (6). Celles-ci peuvent être d'une ténacité extrême. C'est même, semble-t-il, un des caractères particuliers de la lambliose intestinale. En présence d'une diarrhée qui ne guérit pas, qui résiste à toute médication et à tout régime, nous pensons avec GOIFFON et J. CH.-ROUX, que l'on doit toujours songer à l'existence possible d'une entérite à Lamblia.

Parmi les *Infusoires*, le *Balantidium coli* (voir fig. 9)

---

(1) VACCAREZZA (de Buenos-Ayres) *Bull del Inst. modelo de clinica medica*. T. II, janv.-juin 1917.

(2) MATHIS. *Bulletin Soc. Méd. chir. Indo-Chine*, janvier 1914.

(3) RAVAUT et KROLUNITSKY. *Etats dysentériformes et dysenteries au cours de la guerre (loc. cit.)*

(4) FAIRISSE. *Arch. Méd. Expér.*, septembre 1913.

(5) MOURIQUAND et DEGLOS. L'entérite des amibiens. *Paris Médical*, 1er décembre 1917.

(6) R. GOIFFON et J. CH.-ROUX. Les entérites à Lamblia. *Arch. des Mal. App. Digestif*, nº 11, 1918.

a un rôle pathogène analogue : Payan et Ch. Richet fils (1) ont observé, par exemple, un malade qui présentait des vomissements, des douleurs gastriques et abdominales, une diarrhée résistant à toute médication. La mort survint et à l'autopsie on put constater la présence de nombreuses ulcérations intestinales profondes et localisées au gros intestin. Le *Balantidium* existait en abondance dans les selles. Strong et Murgrave, Ardein-Delteil et Coudray-Derrien (2) lui attribuent le même rôle dans la production des symptômes à allures dysentériques.

Parmi les *Trématodes*, les Douves hépatiques, en particulier l'*Opistorchis felineus* et l'*Opistorchis sinensis* doivent être signalées comme capables de provoquer parfois des troubles intestinaux.

Ce sont pourtant, avant tout, des parasites du foie, dont ils déterminent la cirrhose et leurs œufs sont entraînés dans l'intestin avec la bile. On les considère comme rares. Nous avons pu constater que les Annamites en sont fréquemment porteurs. Il peut exister chez eux des localisations intestinales à côté des lésions hépatiques : dans ce cas, les œufs rencontrés dans les selles (voir fig. 21) sont tout particulièrement nombreux. Cette découverte est d'ailleurs le seul moyen d'arriver à un diagnostic précis.

Un autre trématode, la *Bilharzia hématobia*, parasite fréquent en Egypte et sur la côte occidentale d'Afrique, peut provoquer encore une pseudo-dysenterie avec coliques, ténesme, selles sanglantes, par suite de la localisation des œufs irritants du parasite dans le gros intestin et le rectum en même temps que sur

(1) Payan et Ch. Richet fils. Dysenterie balantidienne observée en France. *Soc. Méd. Hôp.*, 19 janvier 1917.

(2) Ardein-Delteil et Coudray-Derrien. Un cas de dysenterie à *Balantidium Coli. Soc. Méd. Hôp.*, 3 juillet 1914.

la vessie. Le diagnostic n'est possible que si l'on découvre dans les selles les œufs caractéristiques, ovales, avec leur éperon latéral.

Les *Vers* les plus communs et les plus susceptibles de déterminer des troubles intestinaux sont : les Ascaris, les Oxyures, les Trichocéphales, l'Ankylostome.

Les *Ascaris lombricoïdes*, vers cylindriques, parasites très fréquents de l'intestin grêle, mesurent de 15 à 30 centimètres de longueur. Ils peuvent déterminer divers troubles intestinaux et en particulier une pseudo-dysenterie. Combe (de Lausanne) (1) a observé un cas d'entérite dysentériforme qui guérit après l'expulsion de 81 Ascaris. Cela s'explique par la conformation de la bouche de ces vers ; elle est munie de trois nodules chitineux. Ils peuvent ainsi produire des érosions de la muqueuse. Celles-ci peuvent être le point de départ d'une infection progressive déterminée par les bacilles de putréfaction particulièrement abondants et virulents dans certains intestins.

Les *Oxyures vermiculaires* vivent dans l'intestin grêle ; au moment de la ponte, les femelles qui mesurent 9 à 12 millimètres se fixent dans les replis de la muqueuse intestinale qui avoisinent l'anus. Munis comme les Ascaris de nodules chitineux péribuccaux, ils peuvent provoquer des érosions de la muqueuse intestinale, suivies parfois d'une inflammation localisée en général au rectum. La nature de celle-ci sera facilement reconnue comme pour les Ascaris, grâce à l'expulsion fréquente des parasites ou à la présence de leurs œufs (voir fig. 18) dans des matières fécales du malade.

---

(1) Combe. *Loc. cit.*, p. 81.

Les *Trichocéphales* mesurent de 3 cm. 5 à 5 centimètres ; ils siègent dans la partie terminale de l'intestin grêle et le cœcum. Par leur extrémité céphalique, effilée comme un cheveu, ils se fixent en s'engageant plus ou moins profondément sous la muqueuse. Par l'irritation intestinale qu'ils provoquent, ils peuvent déterminer les troubles les plus variés. ORTICONI et NEPVEU (1) ont signalé le cas de malades traînant d'hôpitaux en hôpitaux, présentant des douleurs tenaces, du ténesme avec cinq à quinze selles liquides par jour, ayant toutes les allures d'une dysenterie chronique et chez lesquels cependant l'examen des selles ne permettait de décéler ni Amibes, ni bacilles dysentériques, mais seulement des œufs de Trichocéphales (voir fig. 16). Ceux-ci étaient parfois associés à des œufs d'Ascaris et à des kystes de *Lamblia*. Par un traitement au thymol ou par des purgations répétées au sulfate de soude, ORTICONI et NEPVEU arrivèrent à guérir de tels malades. Nous-même nous avons observé plusieurs cas identiques.

L'*Ankylostome duodénal*, petit ver de 6 à 18 millimètres, est particulièrement fréquent chez les mineurs ; avec sa capsule buccale armée de crochets et de lames tranchantes, il déchire facilement la muqueuse duodénale où il se fixe généralement. Aussi bien par l'empoisonnement que provoquent ses toxines, que par les saignées répétées qu'il détermine, il est cause à la fois d'une anémie grave et souvent d'une entérite dysentériforme qui peut rappeler certaines formes d'amibiase chronique.

Le syndrome dysentérique est particulièrement complet, quand l'ankylostome se fixe sur le gros

---

(1) ORTICONI et NEPVEU. *Loc. cit.*

intestin au lieu de se fixer sur l'intestin grêle, ainsi que l'a observé SIMONIN (1). La présence, selon le cas, d'œufs caractéristiques (voir fig. 19 et 20) d'Ankylostomes ou de kystes dysentériques permettra d'établir quel est le véritable point de départ des troubles dysentériques constatés.

Les *Tœnias* et *Botriocéphales*, vers plats, formés d'anneaux, et longs selon les espèces de 2 à 16 mètres, ont surtout une action mécanique et toxique. Grâce à l'irritation qu'ils exercent par leur présence et leurs sécrétions, ils provoquent des spasmes intestinaux douloureux et favorisent l'apparition d'une entérite muco-membraneuse de nature infectieuse. Nous avons vu plus haut que la présence des œufs de tœnias dans les selles est exceptionnelle (voir fig. 22). Seule, l'élimination des cucurbitins caractéristiques, permet de reconnaître la présence d'un tœnia et c'est seulement après son expulsion que l'on peut savoir dans quelle mesure il intervenait dans la genèse des troubles observés.

Voilà donc une série importante d'affections multiples qui se présentent toutes avec le masque général et un peu vague de l'entérite chronique. Le diagnostic précis ne pourra être établi que par l'étude clinique, aidée par des examens parasitologiques répétés des matières fécales.

Seuls ces examens permettront d'établir l'origine exacte des troubles entéritiques observés et de traiter selon les cas, avec succès et non à l'aveugle, l'amibiase, l'ankylostomiase, la trichocéphalose, etc., qui en sont le point de départ.

------

(1) SIMONIN. *Le Caducée*, 1905.

*Le diagnostic d'amibiase et les maladies
à allures d'entérites ou de rectites hémorragiques.*

Nous ne ferons que signaler la confusion possible entre une dysenterie amibienne chronique et les diverses maladies intestinales hémorragiques (cancer, tuberculose, etc.). On n'oubliera pas que l'amibiase est capable de s'accompagner de *polypes*, d'*hémorroïdes*, d'*épaississements inflammatoires* simulant les *néoplasmes* et même d'une véritable *rectite hémorragique*.

C'est toujours à l'aide des commémoratifs, de la marche de la maladie, grâce à la rectoscopie et à l'examen répété des selles que l'on pourra établir l'origine et la nature exacte des lésions observées.

C. — L'AMIBIASE EXISTE-T-ELLE SEULE ? Y A-T-IL ASSOCIATION AVEC UNE MALADIE INFECTIEUSE OU PARASITAIRE ? QUELS SONT LES TROUBLES GASTRO-INTESTINAUX SURAJOUTÉS ?

Le diagnostic d'amibiase une fois établi, le rôle du clinicien n'est point terminé. Il importe, en effet, de savoir si la dysenterie amibienne existe seule ou si elle est associée à une autre maladie infectieuse ou parasitaire. Il faut en outre établir de façon précise quelle est la valeur des fonctions digestives du sujet que l'on traite et savoir si, à l'amibiase, une entérite par fermentations putrides ne se trouve pas surajoutée.

Un diagnostic incomplet sur ces divers points conduirait à un traitement insuffisant et exposerait par suite à un échec.

1º Association avec une maladie infectieuse. — Nous avons vu que l'amibiase à son début évolue parfois sous les apparences d'une *fièvre typhoïde ou* *paratyphoïde* (1) (BOIDIN et DUJARRIC DE LA RIVIÈRE). Elle peut également coexister avec l'une ou l'autre de ces maladies. Nous en avons cité des exemples (voir page 31).

D'autres fois, l'amibiase peut être associée au *typhus*, au *choléra*, au *scorbut*, au *paludisme*.

KELSCH et KIENER ont décrit, sous le nom de dysenteries proportionnées, ces associations morbides très spéciales. On comprend à quelles difficultés cliniques on peut se heurter si le laboratoire n'intervient pas pour résoudre quelques-uns de ces difficiles problèmes.

Plus fréquemment, l'amibiase est associée à la *dysenterie bacillaire*. RAVAUT et KROLUNITSKY (2) ont montré que le bacille dysentérique peut se rencontrer dans les selles des malades atteints de dysenterie amibienne. La nature véritable de l'affection s'en trouve masquée. Dans quelques cas, l'association amœbo-bacillaire donne naissance à des formes graves à allures septicémiques (voir p. 28). Mais le plus souvent le bacille dysentérique uni aux amibes perd à peu près son action pathogène. Il est curieux de constater que le sérum si actif dans les cas de dysenterie bacillaire simple reste d'une inefficacité absolue au contraire, quand il s'agit d'association de bacilles et d'amibes dysentériques. Parfois même, comme l'ont observé RAVAUT et KROLUNITSKY, son emploi en pareil cas détermine une véritable aggravation.

Dans les dysenteries bacillaires et amibiennes associées, les bacilles dysentériques se comportent donc

---

(1) Au sujet des paratyphoïdes prenant les allures d'une dysenterie voir . Jacques CARLES : Les fièvres paratyphoïdes *Actualités médicales.* J. B. Baillière et fils, éditeurs, Paris, 1916.

(2) RAVAUT et KROLUNITSKY. Pourquoi avons-nous failli méconnaître la dysenterie amibienne ? *Presse médicale,* 17 avril 1916.

cliniquement comme de simples saprophytes. On ne doit point faire état de leur présence pour le traitement. Seule l'*Entamœba dysenteriæ* a alors de l'importance.

2° Association de « l'amibiase » et d'une autre infection parasitaire. — Les protozoaires, nous l'avons vu, sont capables à eux seuls de déterminer des troubles intestinaux tantôt graves, tantôt légers, tantôt aigus, tantôt prolongés ou chroniques. Surajoutés à l'amibiase, ils en modifient souvent l'allure clinique. Nous avons observé des dysentériques amibiens porteurs de *Trichomonas*, de *Trichocéphales*, de *Lamblias* et même de très nombreux *Entamœba coli* dont les troubles intestinaux ne se sont améliorés qu'une fois obtenue la disparition des parasites surajoutés. Nous signalerons à cet effet deux observations qui ont la valeur d'une véritable expérience.

Pik..., 28 ans, aviateur, contracte la dysenterie amibienne en Orient au début d'octobre 1917. Malgré l'emploi de traitements variés, son état reste stationnaire et des plus précaires jusqu'en novembre 1917.

Nous l'examinons le 21 novembre 1917 ; il a, à cette époque, des selles diarrhéiques continuelles. Elles sont de quinze à vingt par vingt-quatre heures et obligent le malade à se lever de trois à quatre fois par nuit ; elles sont souvent sanglantes et accompagnées de coliques et de ténesme. L'état général est mauvais, l'asthénie extrême, l'anorexie marquée, l'amaigrissement atteint 10 kilogrammes.

L'examen rectoscopique nous montre l'existence de nombreuses ulcérations sur toute l'étendue de la muqueuse rectale et en particulier sur les valvules rectales et recto-sigmoïdiennes ; la muqueuse est gonflée, œdématiée. Les prélèvements faits au niveau des ulcérations nous donnent des préparations où fourmillent à la fois *Trichomonas* et *Tetramitus* et de nombreuses Amibes dysentériques forme *tetragena* et *minuta*.

Nous soumettons aussitôt le malade au traitement térébenthiné. Son action est rapide : les selles tombent en quarante-huit heures à cinq ou six par vingt-quatre heures ; elles cessent d'être sanglantes. En dix jours, il y a déjà engraissement de 1 kilogramme.

Cependant de nouveaux examens nous montrent la persistance de quelques *Trichomonas* et *Tetramitus*. Ils ne disparaissent complètement qu'après six lavements au nitrate d'argent, associés au traitement térébenthiné. Par contre, les amibes dysentériques se retrouvent encore nombreuses dans les selles.

Le malade est alors soumis à la médication par l'iodure double d'émétine et de bismuth. Le traitement de douze jours détermine un peu de fatigue, provoque quelques vomissements et une recrudescence momentanée de la diarrhée.

Mais dix jours plus tard, l'état est redevenu normal. Il n'y a plus qu'une seule selle par vingt-quatre heures, et elle est consistante ; aucune la nuit, plus de coliques, retour rapide des forces et de l'appétit. Des examens répétés montrent l'absence des *Trichomonas*, des *Tetramitus*, des kystes et des *E. dysenteriæ*.

Le malade quitte l'hôpital au milieu de janvier 1918, méconnaissable, ayant engraissé de 7 kgr. 1/2 (58 kilogrammes à 65 kgr. 1/2), nous remerciant chaleureusement de l'avoir guéri d'une maladie dont il comprenait toute la gravité et qu'il craignait incurable.

Le second cas (celui de Che...), est plus démonstratif, si possible. Il s'agit d'un ancien dysentérique amibien déjà traité deux mois auparavant, à Bordeaux, par l'iodure double d'émétine et de bismuth. Le malade nous déclare que ce traitement n'a jamais produit chez lui la moindre amélioration. De fait, il a chaque jour cinq à six selles sanglantes.

Surpris de cet échec, nous faisons l'examen parasitologique des matières et découvrons à côté de nombreux kystes dysentériques une quantité innombrable de *Trichomonas*. N'était-ce point la raison de l'échec du premier traitement par un médicament en général efficace ? Le malade est soumis aussitôt à la double médication par les capsules de térébenthine et les lavements au nitrate d'argent. Déjà, au bout de quinze jours, l'amélioration est flagrante. la diarrhée diminue et cesse d'être sanglante, l'état général s'améliore. Les *Trichomonas* ont disparu, seuls les kystes dysentériques se retrouvent nombreux.

Nous soumettons alors Che... à un nouveau traitement par l'iodure double d'émétine et de bismuth. Inefficace la première fois en présence du *Trichomonas*, il détermine à ce nouvel essai une véritable guérison apparente avec disparition complète des kystes dysentériques.

Nous ne sommes point les seuls à attacher une importance extrême à l'association des diverses parasitoses avec l'amibiase. RAVAUT et KROLUNITSKY ont signalé également l'action fâcheuse de cette superposition de divers protozoaires, de flagellés, etc. et MAUTÉ considère que la présence de parasites surajoutés entretient et augmente la résistance des amibes dysentériques. Comme nous, il a observé des dysenteries rebelles à tout traitement qui se sont améliorées brusquement à la suite d'élimination avec la santonine de nombreux lombrics. Avec le *Trichomonas* il a observé le même pouvoir d'aggravation. A son avis, tant qu'on note sa présence dans les selles, il serait impossible d'en faire disparaître les amibes dysentériques. C'est aussi l'opinion de Vaccarezza (de Buenos-Ayres) (1).

On voit par ces quelques exemples, toute l'importance de la recherche des protozoaires associés à l'amibiase. Il est nécessaire de commencer par en

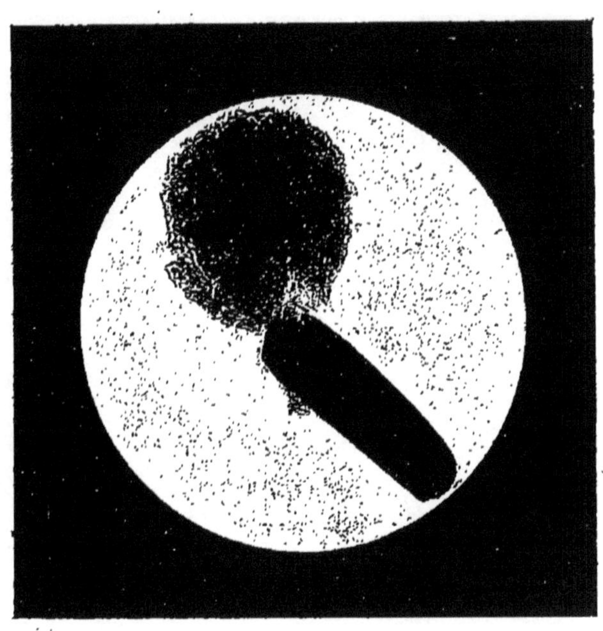

Fig. 24. — Fibre musculaire inutilisée et amas de grains d'amidon colorés en bleu par l'iode.

débarrasser au plus tôt le malade si l'on veut arriver ensuite à une guérison rapide de l'amibiase elle-même.

3º Valeur du fonctionnement intestinal et de l'utilisation digestive chez le dysentérique amibien. — Mais il n'est pas suffisant de savoir si l'amibiase est associée ou non à telle ou telle maladie infec-

----

(1) Vaccarezza. *Loc. cit.*

tieuse ou à telle ou telle parasitose. Il importe d'établir
encore de façon précise la valeur du fonctionnement
intestinal et de l'utilisation digestive des malades que
l'on a à traiter. Cet examen minutieux et complet est
tout aussi nécessaire quand il s'agit d'un sujet atteint

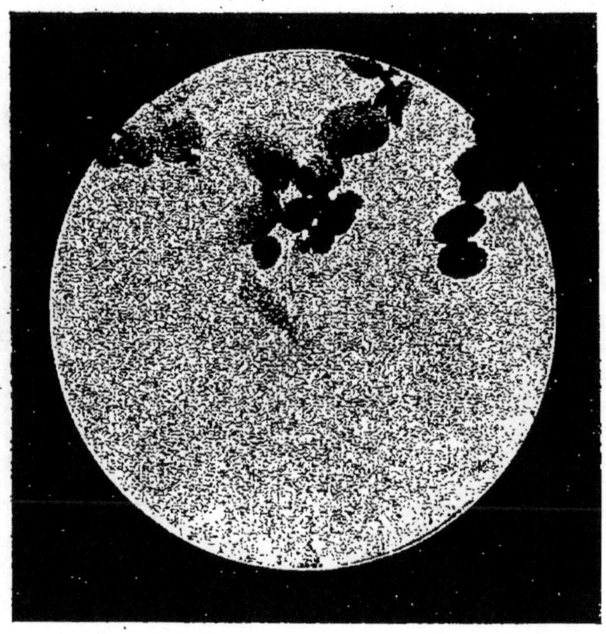

Fig. 25. — Vaisseau spiralé et grains d'amidon
(pommes de terre).

d'une parasitose ou d'une infection intestinale quel-
conque.

Tant que l'on ne sait point de quelle façon le dysentérique ou l'entéritique digère et utilise ses aliments et
quels sont les correctifs à mettre en œuvre, on risque
fort de ne point voir le malade se rétablir ; l'affection
traîne en longueur.

En d'autres termes, le dysentérique amibien, le
sujet porteur d'Ankylostomes ou de Trichocéphales,

celui atteint d'entérite chronique à la suite d'une para-typhoïde ne doivent pas être considérés comme des malades simplement parasités ou infectés. Il ne faut pas oublier que bien souvent ils sont atteints en même temps d'insuffisance digestive et il y a lieu de con-

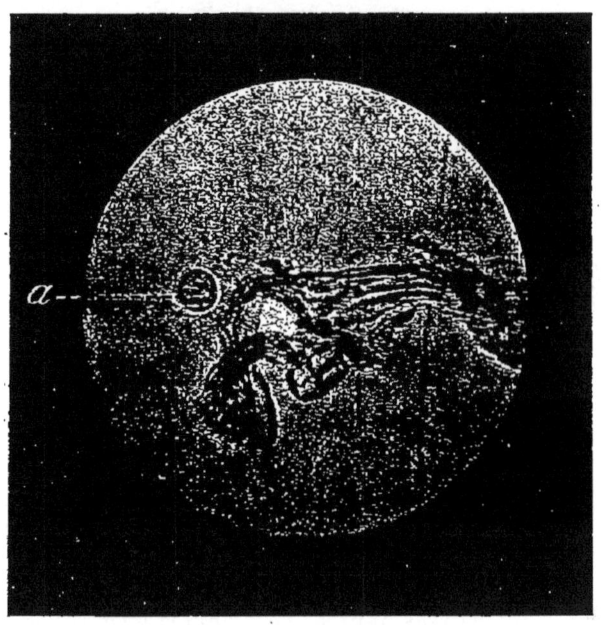

Fig. 26. — Fibres conjonctives et élastiques inutilisées chez un dysentérique.

On voit en a un kyste dysentérique avec un chromidium volumineux et trois noyaux ; il mesure 13 µ 5.

naître la valeur exacte de celle-ci pour pouvoir la cor-riger efficacement. A ce point de vue, le repas d'é-preuve et l'étude des germes protéolytiques et sac-charolytiques (voir p. 77) nous donnent des indications tout à fait précises. La présence dans les selles d'une quantité importante de grains d'amidon (fig. 25), de débris de pain non utilisés témoigne d'une insuf-fisance digestive importante. Il en est de même quand on observe au microscope des fibres musculaires (fig. 24 et 14) en grand nombre avec leurs noyaux intacts.

La constatation de cette *inutilisation des amidons* et *des fibres musculaires* permet de conclure à une motricité exagérée, à des troubles d'absorption, mais

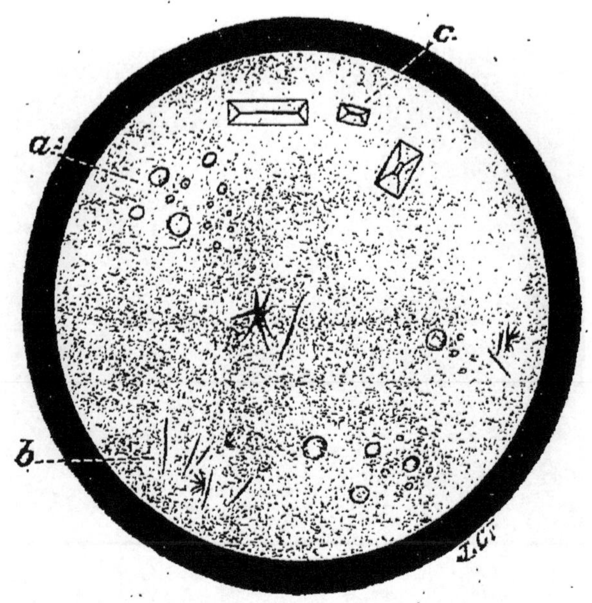

Fig. 27. — Graisses neutres (*a*) ; acides gras (*b*) et cristaux de phosphate ammoniaco-magnésien.

surtout à une insuffisance de capacité digestive du sujet et à un amoindrissement de ses fonctions pancréatiques et intestinales. Connaissant ces troubles, il sera facile de les corriger.

La découverte dans les selles de tissu conjonctif en abondance permet de conclure à une diminution des fonctions stomacales.

La présence de nombreuses fibres élastiques (fig. 26) est l'indice d'une insuffisance à la fois gastrique et pancréatico-intestinale.

Enfin, *l'existence dans les selles de graisses neutres,*

d'acides gras (1) (fig. 27), de savons, témoigne de troubles importants des fonctions biliaires et pancréatiques (2). Il faudra s'efforcer d'y remédier.

La *constatation de cristaux* dans les selles a également une grande valeur. La présence de phosphate

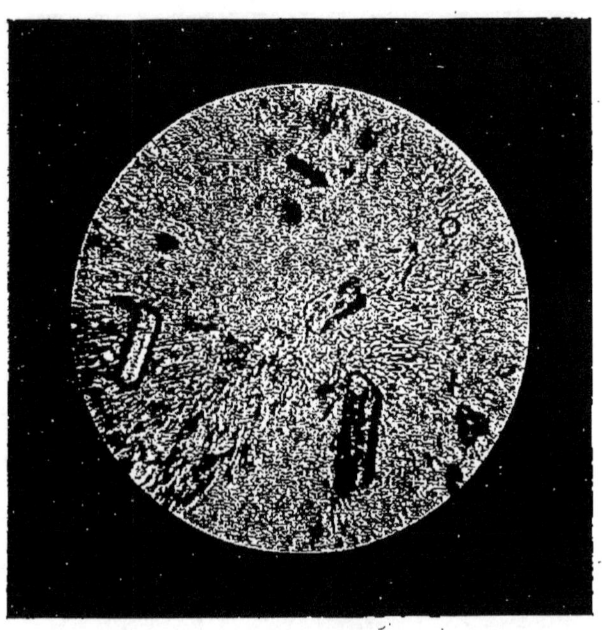

Fig. 28. — Cristaux de phosphate ammoniaco-magnésien
contenus dans une selle de dysentérique.

ammoniaco-magnésien en abondance (fig. 27 et 28) est l'indice de putréfactions intestinales.

---

(1) Amidons, graisses neutres et acides gras sont très facilement mis en évidence à l'aide du triple colorant de GuéGuen (Acide lactique, 100; Sudan II, 0 gr. 10; dissoudre à chaud et ajouter 0 gr. 10 de bleu coton et 30 gouttes de teinture d'iode). Globules graisseux et acides gras se colorent en rouge orangé, les amidons en bleu.

(2) Le dosage des graisses inutilisées, si important dans le diagnostic des lésions des voies biliaires et pancréatiques, n'a dans l'amibiase qu'une valeur très relative.

Ceux de cholestérine n'apparaissent que s'il existe des troubles digestifs marqués dans l'intestin grêle.

On voit, par ce très rapide exposé, combien sont nombreux et utiles les renseignements fournis par l'examen microscopique des selles du repas d'épreuve.

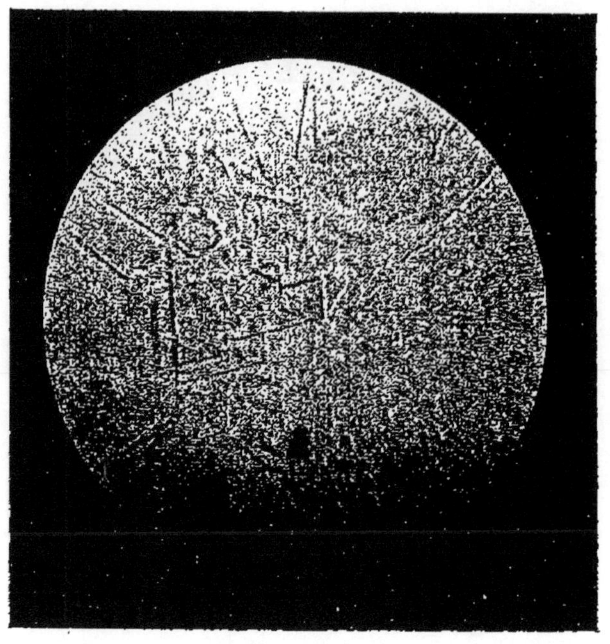

Fig. 29. — Cristaux de cholestérine.

4° Entérite par fermentations putrides sura- joutée à l'amibiase. — Chez des sujets sains, à ali- mentation normale, c'est-à-dire composée à la fois d'aliments azotés et d'hydrocarbones en proportions convenables, on doit trouver, comme l'a montré Combe (de Lausanne) (1), une flore mixte où prédo- minent cependant les germes aérobies, saccharoly- tiques et amylolytiques. On admet généralement que

____

(1) Combe. *L'Auto-Intoxication intestinale.* J.-B. Baillière et fils, éditeurs, Paris, 1907.

leur proportion normale par rapport aux protéolytiques doit être de 65 à 70 p. 100. Les plus communs sont le *Bacterium coli*, le *Bifidus*, le *B. lactis aerogenes*, le *B. amylo-bacter*, etc...

Aussitôt que se produisent des phénomènes de putréfaction intestinale, la proportion des germes protéolytiques anaérobies s'accroît rapidement. Selon les milieux, le terrain, le mode d'alimentation, ils sont des plus variables et l'on voit prédominer telle ou telle espèce : le *Perfringens*, le *Proteus vulgaris*, le *Putrificus coli*, le *B. acidophilus Moro*, les tétragènes, etc. (voir fig. 30).

Une proportion excessive de saccharolytiques peut amener des troubles digestifs et généraux. Ce sont ceux que l'on observe dans la dyspepsie dite des féculents. Les nombreux acides développés dans l'intestin aux dépens des amidons par l'action des germes amylolytiques, peuvent entraîner des phénomènes importants d'intoxication.

Mais, bien plus graves et bien plus communs, sont les accidents consécutifs à l'action des germes protéolytiques et aux phénomènes de putréfaction qu'ils déterminent dans l'intestin.

Des fermentations protéolytiques anaérobies longtemps prolongées, entraînent rapidement de l'anémie, de l'asthénie, de la céphalée, du nervosisme. Plus tard elles déterminent des troubles digestifs avec langue sale, haleine fétide, appétit capricieux, polydypsie, digestions lentes et pénibles ; le foie se congestionne, les reins éliminent une proportion excessive de sulfoéthers ; des palpitations et même une véritable cardialgie peuvent apparaître.

Il importe, dans ce cas, de ne pas mettre sur le compte de l'amibiase des troubles dont elle n'est nullement responsable. On chercherait vainement à modifier par un traitement spécifique un état

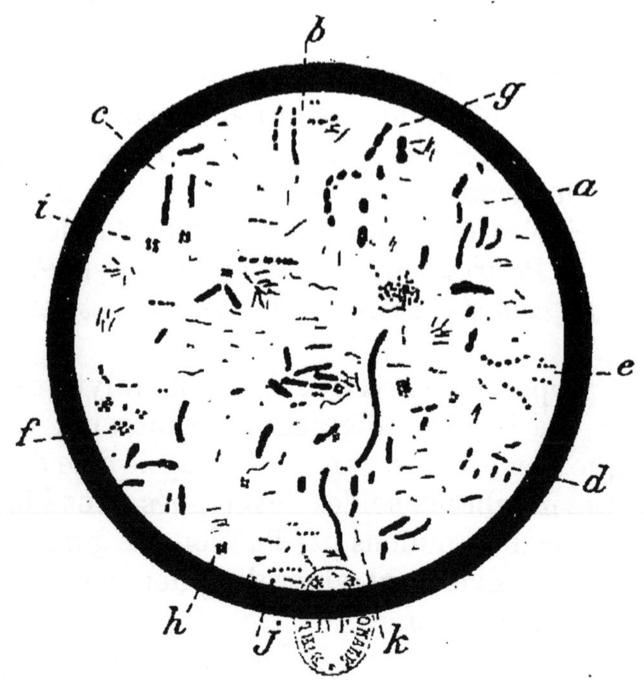

Fig. 30. — Flore intestinale riche en germes protéolytiques (flore bleue).

a) *Bacillus bifidus communis.* (N'est pas protéolytique bien que prenant le Gram.)
b) *Bacillus acidophilus* Moro.
c) *B. perfringens.*
d) *B. putrificus coli.*
e) Streptocoques divers (*Diplococcus intestinalis, Streptococcus brevis, Streptococcus coli gracilis*) et entérocoques.
f) Staphylocoques et diplocoques.
g) *B. amylo-bacter.*
h) Sarcine.
i) Tétragène.
j) *Cocco-bacillus anærobius perfœtens.*
k) *Proteus vulgaris.*

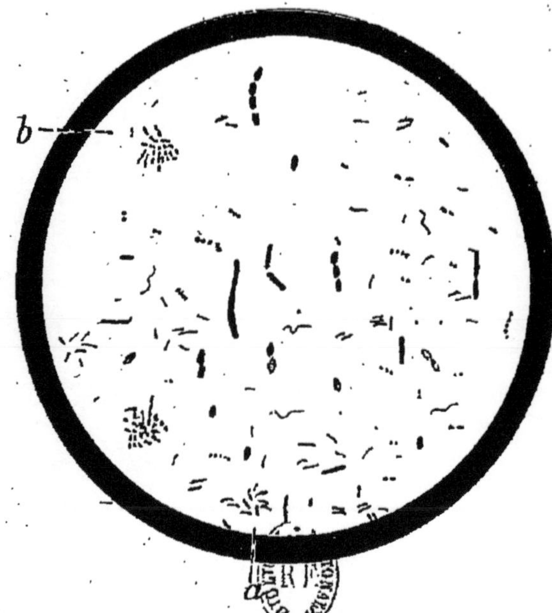

Fig. 31. — Flore intestinale riche en germes amylolytiques
et saccharolytiques (flore rouge).

a) Coli-bacilles. — b) *Bacillus lactis ærogenes*.

digestif qui ne s'améliorera qu'avec le régime capable de corriger les fermentations putrides qui en sont la cause.

On voit par là, l'impérieuse nécessité d'étudier la nature de la flore intestinale du sujet que l'on soupçonne atteint d'amibiase. C'est une recherche que l'on doit faire aussi pour tout malade présentant le moindre trouble entéritique.

S'il y a prédominance de la flore bleue protéolytique (1) (fig. 30) nous pouvons conclure à une exagération des fermentations putrides et à la superposition, ou à l'imminence de superposition, d'une entérite inflammatoire à l'amibiase ou à la parasitose observée ou redoutée.

S'il y a, au contraire, *large excès de la flore rouge saccharolytique* (voir fig. 31), c'est que le milieu intestinal de notre dysentérique amibien est normal en dehors de sa parasitose spéciale.

Les saccharolytiques ont une action désinfectante puissante sur le milieu intestinal. Pendant leur destruction des hydro-carbones, ils produisent de l'acide lactique et succinique dont l'intervention à l'état naissant empêche les fermentations intestinales. Dans un intestin où existe un excès de germes saccharolytiques, l'entérite inflammatoire n'est pas à redouter. Un traitement spécial n'est pas à surajouter à celui de l'amibiase, de l'infection spécifique ou de la parasitose constatée. Il en est autrement, quand il faut combattre les fermentations putrides dangereuses provoquées par les germes protéolytiques en excès.

---

(1) La distinction rigoureuse des germes intestinaux en flore bleue et flore rouge est un peu fictive. Tous les protéolytiques ne prennent pas le Gram ; tous les saccharolytiques ne sont pas décolorés par l'iode. Cependant, en clinique, cette recherche préconisée par Combe (de Lausanne) donne des indications pratiques d'une grande importance.

J CARLES.   7

L'étude de la flore intestinale permet souvent encore de déceler dans les selles la présence *de très nombreux de spirochètes*. Ils sont de diverses variétés :

Les plus communs sont ceux que LE DANTEC a décrits comme agents de la dysenterie spirillaire ; ils sont courts et ne présentent que deux tours de spires.

On en observe souvent aussi qui rappellent les spirilles de l'angine fuso-spirillaire de VINCENT avec leurs nombreuses spires.

Enfin, une dernière forme se rencontre : elle est constituée par des spirilles très petits et très ténus ; ils montrent de très nombreux tours de spires et rappellent tout à fait les tréponèmes *buccalis* et *dentium* (voir fig. 32).

De plus en plus on semble n'accorder aux spirilles qu'un rôle effacé dans la production des troubles de nature dysentérique. Il n'en reste pas moins certain qu'ils se montrent tout particulièrement abondants dans les selles de sujets présentant des désordres intestinaux. Ils diminuent de nombre et disparaissent même en général quand ces derniers rétrocèdent.

VII. — **PRONOSTIC**

La dysenterie amibienne à ses débuts est une affection souvent grave.

Les formes suraiguës, septicémiques, cholériformes, comportent une mortalité élevée ; mais ici, il faut incriminer comme facteur de gravité moins l'action de l'Entamibe dysentérique elle-même que celle des infections surajoutées ou l'insuffisance des organes de défense (foie, reins, capsules surrénales). On s'explique dans ces conditions l'inefficacité ou l'action tout à fait insuffisante de l'émétine. Les effets de ce médica-

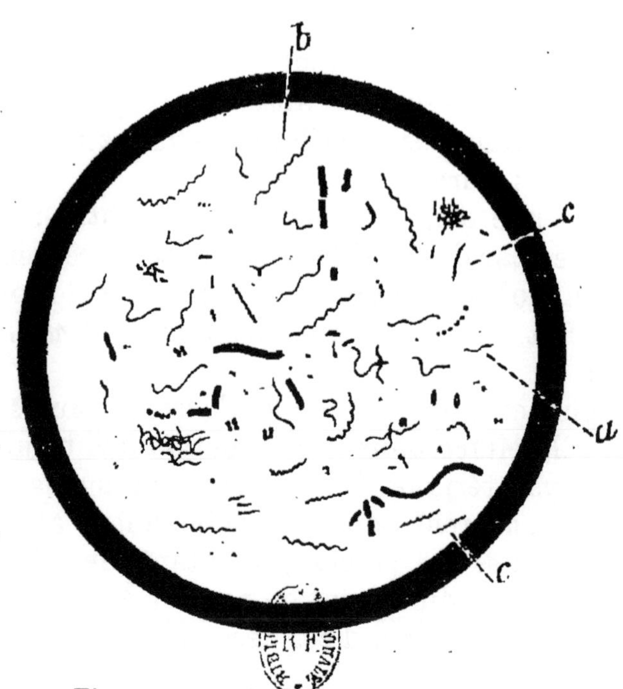

Fig. 32. — Selle riche en spirilles.

On y distingue les trois variétés courantes :
a) Spirilles présentant deux tours de spire, du type de ceux décrits par Le Dantec comme agents de la dysenterie spirillaire.
b) Spirille très commun dans les matières fécales, à cinq ou six tours de spires, rappelant les spirilles de l'angine fuso-spirillaire de Vincent.
c) Spirille très petit et très ténu, à nombreux tours de spire, rappelle les tréponèmes *buccalis* et *dentium*.

ment sont au contraire des plus rapides dans la forme aiguë simple. A ne considérer que cette forme, on peut dire qu'après avoir été une des maladies les plus graves et les plus difficiles à guérir, la dysenterie amibienne est devenue, grâce à l'émétine, une de celles contre lesquelles nous sommes le mieux armés.

Mais si on arrive à se rendre maître, en quelques heures ou en quelques jours, des accidents souvent si inquiétants du début ou des formes de reviviscence, il est exceptionnel d'obtenir la disparition complète et définitive de la maladie.

Après une apparence de guérison, celle-ci accuse à nouveau son existence au bout de quelques semaines, de quelques mois, de quelques années, par de nouveaux phénomènes entéritiques, quand ce n'est pas par des accidents plus graves comme l'abcès du foie.

Dans l'amibiase, comme dans la syphilis ou le paludisme, on arrive rarement à juguler la maladie à son début. Même en présence de gens ayant retrouvé un état de santé apparent, on est en droit de se demander si on peut vraiment prononcer le mot de guérison.

L'absence de kystes ou d'amibes dysentériques dans les selles d'un amibien n'est pas plus une garantie certaine que l'infection est définitivement éteinte que l'absence d'hématozoaires dans le sang d'un paludéen ou qu'une réaction de Wassermann momentanément négative chez un syphilitique. A l'occasion d'une fatigue momentanée, d'une entérite banale, bien souvent, il se fera une poussée de reviviscence et l'on verra les kystes dysentériques réapparaître dans les selles après une longue suite d'examens restés négatifs.

Chez les dysentériques amibiens chroniques, il semble donc nécessaire de faire de temps en temps un traitement de sécurité. Cures successives et prolongées sont pour eux tout aussi indiquées que chez les syphilitiques ou les paludéens.

L'apparition d'abcès du foie au cours des formes légères, non traitées ou traitées sans persévérance, montre toute l'importance de ce traitement systématique. Lui seul atténuera la rigueur d'un pronostic sans cela assez incertain.

C'est encore grâce aux cures très espacées, mais prolongées, qu'on évitera la répétition et surtout l'intensité des rechutes. A la longue, celles-ci détermineraient vite un état cachectique grave. Elles seraient encore la cause de ces ulcères dysentériques interminables qui résistent aussi bien au traitement général qu'au traitement local et peuvent conduire à pratiquer un anus cœcal ou une appendicostomie.

Les dysenteries amibiennes négligées peuvent aboutir aussi à la production de polypes proliférants et saignant facilement, de brides cicatricielles, de rétrécissements du rectum. Il nous paraît inutile d'insister sur le danger de ces complications.

Comme pour la syphilis ou le paludisme, *la gravité du pronostic de l'amibiase dysentérique semble donc directement en rapport avec la plus ou moins grande précocité du traitement, avec son intensité* et *sa durée.*

L'intervention des *associations secondaires* est aussi un facteur important du pronostic. Nous avons dit que les amibiases graves à leur début étaient celles dans lesquelles intervenaient des infections surajoutées (B. dysentériques, paratyphiques, etc.). Il en est de même en ce qui concerne la dysenterie amibienne devenue chronique.

Une amibiase simple sera moins sérieuse, moins sujette aux rechutes, plus facile à guérir, tout au moins de façon apparente que celle associée à une infection parasitaire à *Lamblia,* à *Trichomonas,* à *Trichocéphales,* etc.

Tant qu'on n'aura point débarrassé le patient de ces divers parasites, par un traitement approprié, les troubles intestinaux se prolongeront souvent de façon indéfinie pour le plus grand dommage de l'état général.

Il en est de même au sujet des *infections bactériennes* et des *insuffisances digestives* que nous avons étudiées plus haut.

Y a-t-il exagération de la flore protéolytique de fermentation, chez les sujets porteurs d'amibes dysentériques, on observera en général des diarrhées putrides, tenaces, capables d'influencer rapidement l'état général. Elles seront moins sérieuses, si elles sont la conséquence de fermentation des hydrates de carbone.

Quand il y a à la fois amibiase, fermentations putrides et insuffisance digestive, les malades, constamment diarrhéiques, aboutissent vite à un état semi-cachectique ou deviennent encore la proie de la tuberculose.

On voit par ces courtes indications toute la valeur pronostique d'un diagnostic rapide et complet.

Rapide, il permet un traitement précoce, capable d'influer sur toute l'évolution ultérieure de la maladie. Complet, il permet de reconnaître l'existence des parasitoses, des infections putrides, des insuffisances digestives, qui surajoutées à l'amibiase en modifient entièrement la gravité.

L'étude constante de la courbe de poids, la disparition des kystes et des œufs de parasites, les modifications de la flore intestinale, la constatation d'une meilleure utilisation des fibres conjonctives, musculaires ou des amidons, des graisses, la disparition plus ou moins rapide des cristaux de cholestérine, de phosphate ammoniaco-magnésien permettront de juger des effets du traitement institué. On pourra ainsi escompter ou non une amélioration ou même une guérison apparente plus ou moins rapide.

VIII. — **PROPHYLAXIE**

La dysenterie amibienne, nous l'avons vu, est la conséquence de la diffusion et de l'infection produite de diverses manières par les Entamibes ou les kystes dysentériques. Ceux-ci proviennent de porteurs de kystes, véritables réservoirs à virus.

Les mesures prophylactiques à prendre pour éviter la propagation de la maladie auront pour objet :

1º L'isolement et l'éducation spéciale des sujets contagieux ;

2º La désinfection des matières fécales virulentes.

1º Isolement et éducation spéciale des sujets contagieux. — L'isolement est de rigueur chaque fois qu'on est en présence d'une des formes aiguës de la maladie ; il y a alors élimination incessante d'amibes virulentes.

Il serait aussi des plus utiles pour tous les cas de dysenterie chronique. Les malades qui en sont atteints continuent en effet, durant des mois et souvent des années, à éliminer les kystes dangereux avec leurs matières fécales. Mais peut-on songer à une séquestration qui pourrait durer toute une vie (1) ? N'est-il pas plus pratique de se contenter de donner à ces malades une éducation spéciale ? de leur apprendre comment et pour combien de temps ils sont dangereux et quels sont les moyens d'éviter toute contamination ?

Le jour où un dysentérique chronique sait prendre les mesures hygiéniques voulues, quand il a appris

---

(1) Nous venons d'observer deux malades hospitalisés pour une légère poussée de reviviscence de dysenterie et porteurs de nombreux kystes amibiens. Leur première crise de dysenterie, contractée aux colonies, remontait pour l'un à vingt ans, pour l'autre à vingt-cinq ans.

à se savonner et à se brosser rigoureusement les mains et pourquoi il doit le faire, quand il connaît le danger pour son entourage des linges et objets souillés de ses matières fécales virulentes et qu'il sait prendre toutes précautions utiles à cet égard, ce jour-là, il semble vraiment qu'il y ait bien peu de risques à l'autoriser à reprendre une vie normale. Il sera prudent cependant de l'écarter de professions telles que celles de cuisiniers, garçons de restaurant, pâtissiers, etc., où les risques de contamination restent particulièrement nombreux. L'exemple si impressionnant de MM. Fuchs et Bouchet (1), dans lequel un ancien dysentérique fut l'agent inconscient d'une véritable épidémie d'abcès du foie, reste à ce point de vue des plus instructifs.

2° Désinfection des matières fécales virulentes. — Elles sont les agents de diffusion des Entamibes et surtout des kystes dont nous connaissons le pouvoir de résistance aux divers agents extérieurs. Il est donc primordial au point de vue prophylactique d'assurer toujours de façon rigoureuse la désinfection des selles de tout dysentérique, soit aigu, soit chronique.

Dans ce but, on doit, au cantonnement, ne pas veiller seulement à l'établissement de feuillées profondes et bien tenues ; il faut y réaliser encore la neutralisation immmédiate des matières fécales nocives.

Dans les formations sanitaires importantes, les hôpitaux, les dépôts de convalescents, l'incinération est encore pour cela la meilleure des pratiques. Quand elle ne peut être réalisée, il faut recourir à l'enfouissement des matières à une certaine profondeur, à distance des prises et pièces d'eau. On utilisera en même temps les désinfectants : le sulfate de fer à 1 p. 10, le crésyl

---

(1) Fuschs et Bouchet. *Loc. cit.*

de 50 à 70 p. 1000, le lait de chaux, le sulfate de cuivre, le chlorure de chaux.

Il faudra veiller aussi au danger de diffusion de la maladie par les vêtements souillés. On en assurera la désinfection par la vapeur sous pression de préférence.

Enfin, en milieu infecté, on se souviendra du danger de l'eau contaminée, des crudités, des aliments souillés par les mouches, puis des refroidissements et de tous les écarts de régime créant l'entérite banale, qui prépare le terrain à la pullulation des Entamibes dysentériques. Il y a là toute une série de mesures prophylactiques importantes à prendre. Il sera aisé de les réaliser (emploi de l'eau bouillie, de légumes bien cuits, etc).

IX. — LE TRAITEMENT DE L'AMIBIASE

La dysenterie amibienne comptait, il y a quelques années encore, parmi les maladies les plus graves et les plus difficiles à guérir. Elle est devenue aujourd'hui, au moins durant ses périodes aiguës, une de celles contre lesquelles nous sommes le mieux armés.

Cette révolution thérapeutique est due à l'emploi de l'*émétine*, alcaloïde de l'ipéca découvert par PELLETIER et MAGENDIE, étudié par VEDDER, utilisé pour la première fois contre l'amibiase par Léonard ROGERS (de Calcutta).

Nous allons étudier successivement les résultats qu'elle est capable de fournir :

1° Dans la dysenterie à forme aiguë.

2° Dans la dysenterie chronique.

1° **Traitement de la dysenterie amibienne aiguë.** — Nous avons indiqué plus haut (voir p. 27) les transformations rapides, merveilleuses, obtenues grâce à l'émétine dans les formes souvent si graves de l'amibiase à son début.

Pour obtenir ces résultats, on fait matin et soir, durant trois ou quatre jours, une injection sous-cutanée ou intra-musculaire de 0 gr. 04 de chlorhydrate d'émétine (1) ; les trois ou quatre jours suivants, on ne fait plus qu'une seule piqûre de 0 gr. 04.

Dans les cas très graves, chaque fois qu'il faut agir vite, en particulier dans les formes gangreneuses, BAERMANN et HEINEMANN (de Sumatra) conseillent une injection intra-veineuse de 0 gr. 15 d'émétine dans 100 centimètres cubes de sérum physiologique. Ils la répètent au besoin une seconde fois, puis les quatre à cinq jours suivants, ils ont recours seulement aux injections intra-musculaires à raison de 0 gr. 12 par vingt-quatre heures. Ces doses de 0 gr. 12 et plus seront toujours tenues pour exceptionnelles et la voie intra-veineuse doit être considérée comme particulièrement dangereuse (J. GUGLIELMETTI) (2).

Quelles que soient la dose, la voie d'introduction, la méthode adoptée, on ne perdra jamais de vue que l'émétine a une action fortement dépressive. Elle abaisse très notablement la pression artérielle comme et beaucoup plus que l'ipéca. Chez les sujets déprimés, on ne l'utilisera donc jamais, sans employer en même temps comme correctifs les toniques cardiaques, la spartéine, l'huile camphrée, la caféine, la strychnine. Toute omission de cette précaution risquerait d'aboutir à des accidents graves, sinon à des désastres.

On n'oubliera pas davantage que l'émétine, tout comme la digitale, s'accumule au fur et à mesure que l'on multiplie les doses, en raison de la lenteur de son élimination. Cette élimination est discontinue et très

---

(1) On utilisera de préférence des solutions filtrées sur bougies ; la stérilisation par ébullition diminue les propriétés amœbicides des solutions d'émétine (GUGLIELMETTI).

(2) GUGLIELMETTI (de Buenos-Ayres). La toxicité du chlorhydrate d'émétine. *Presse Médicale*, 24 janvier 1918.

prolongée (MATTEI et RIBON) (1). De ce fait, 0 gr. 10 d'émétine administrés pendant plus de huit à dix jours et 0 gr. 05 pendant plus de quinze à vingt jours peuvent devenir doses dangereuses (GUGLIELMETTI).

Pour tout traitement à l'émétine, il faut donc prescrire des doses progressivement décroissantes. On évitera ainsi tout accident important d'intoxication : les troubles cardiaques et respiratoires graves et même mortels (SNELL, LÉVY et BOWNTREE, JOHNSON et MURPHY), l'amaigrissement inquiétant ou encore les névrites périphériques signalées récemment par LYONS (2) et KILGORE (3)

Grâce à son action rapide sur les Entamibes contenues dans la paroi intestinale, l'émétine a un pouvoir d'arrêt des plus efficaces sur tous les processus dysentériques aigus ou de reviviscence.

Au contraire, son pouvoir destructeur est nul à l'égard des Amibes qui pullulent dans la cavité même de l'intestin. Il reste nul également à l'égard des kystes. Dans ces conditions, l'émétine ne saurait réaliser une stérilisation complète et empêcher la maladie de devenir chronique dans la plupart des cas.

2⁰ Traitement de la dysenterie chronique. — Quand la dysenterie chronique est constituée, quel traitement convient-il de lui opposer ?

CHAUFFARD (4) a préconisé l'emploi des « cures successives ». Cette méthode thérapeutique correspond à celle qui est en usage aussi bien dans le paludisme que dans la syphilis, pour lesquelles une stérilisation

---

(1) MATTEI et RIBON. Elimination urinaire du chlorydrate d'émétine chez l'homme. *Soc. de Biol.*, 10 novembre 1917.

(2) LYONS. *Amer. Journ. medical Sciences*, 1915.

(3) KILGORE. Peripheral Neuritis Following Emetine Treatment of Amebic Dysentery. *China med. Journal*, May 1917.

(4) CHAUFFARD. Les rechutes dans la dysenterie amibienne. *Bulletin médical*, 13 décembre 1913.

complète est aussi difficile à obtenir que dans l'amibiase.

Les « cures successives » n'aboutissent pas, sans doute, à une stérilisation complète de l'organisme infecté ; mais, elles produisent à la longue une sorte de tyndallisation : les parasites, progressivement affaiblis, finissent par révéler moins souvent et moins violemment leur présence ; les poussées de reviviscence deviennent de plus en plus rares, de moins en moins aiguës.

Comment réaliser cette méthode des cures successives ? CHAUFFARD (1) conseille une cure de trois à cinq jours chaque mois, à raison de 0 gr. 04 à 0 gr. 08 par jour. Le traitement durera de quatre à six mois ; mais, au moindre trouble intestinal, on fera une nouvelle cure, sans attendre une rechute confirmée.

MAUTÉ (2) a recours à un mode de traitement analogue. Voici comment il le formule :

« La phase dysentérique passée... je laisse le malade « sans médication spéciale six jours, puis, en suppo- « sant qu'aucune rechute ne se produise, je refais de « nouveau cinq injections de 0 gr. 04 (d'émétine). « Nouveau repos d'une semaine, suivi d'une nouvelle « série d'injections à la même dose. Au bout de quel- « ques jours, les selles sont examinées méthodique- « ment en vue de la recherche des kystes. Cette « recherche est-elle négative ? Une nouvelle série de « cinq injections d'émétine est refaite quand même « au malade en laissant une période de repos d'une « dizaine de jours depuis l'avant-dernière série. Nou- « velle recherche des kystes amibiens. Si celle-ci est « négative à la suite d'un lavement iodé, je considère « que le malade est guéri et que son isolement peut

---

(1) CHAUFFARD. *Loc. cit.*
(2) MAUTÉ. Contribution à l'étude de la dysenterie amibienne. *Presse Médicale*, 26 octobre 1916.

« cesser. Par précaution je lui conseille toutefois de
« faire faire au bout de six à huit semaines une
« dernière série d'injections. »

Personnellement, nous sommes bien moins opti-
mistes que MAUTÉ, au sujet des effets de ce traitement de quelques semaines.

L'emploi systématique de notre méthode de simili-
homogénéisation nous a permis de constater que bien
des dysentériques, considérés comme guéris après
examen de quelques parcelles fécales, sont encore le
plus souvent porteurs de nombreux kystes dysentériques.

Au seul point de vue clinique, est-il besoin de reve-
nir d'ailleurs sur la fréquence des reviviscences observées, même après les traitements les plus complets, au
bout de trois mois, six mois, un an et davantage ? La
guérison dont on faisait état n'était qu'apparente,
tout comme chez ces syphilitiques blanchis par le
traitement, dont le Wassermann est devenu négatif
et qui, à nouveau, font plus tard des accidents graves,
témoignage de la simple latence d'une affection que
l'on pouvait croire à jamais éteinte.

De l'observation suivie de 75 amibiens, nous sommes
tout prêt à conclure que bien souvent on ne guérit
d'une amibiase que de façon apparente.

La disparition des kystes n'a pas plus de valeur
qu'un Wassermann négatif dans la syphilis. Elle
permet seulement de conclure à la latence momentanée de la maladie, nullement à son extinction définitive.

Pratiquement, on fera bien de compter toujours
avec un réveil possible de l'affection. On pourra ainsi
établir en temps voulu une cure susceptible d'enrayer
à temps une poussée de reviviscence capable de devenir sérieuse et d'annihiler en quelques jours les résultats d'un long traitement antérieur.

LES DIVERS MÉDICAMENTS UTILISÉS
CONTRE L'AMIBIASE

D'autres médicaments que l'émétine ont été préconisés contre l'amibiase. Nous allons rapidement les signaler.

L'iodure double d'émétine et de bismuth a été conseillé par LEBŒUF (1). Il le fait prendre pendant douze jours à raison de trois pilules kératinisées de 0 gr. 06 par jour, une par repas. Il aurait obtenu ainsi des résultats avec disparition rapide des kystes dysentériques.

D'après MARGARET W. JEPPS et J. C. MEAKINS (2), cette disparition serait observée dans 95 p. 100 des cas. Pour WADDEL, BANKS, WATSON et REDMAN KING (3), la proportion des guérisons serait moins élevée : ils ont eu 19 échecs sur 102 cas.

Ce médicament, d'après DU MEZ, aurait le grand avantage de mettre en liberté dans l'intestin de l'émétine à l'état naissant. L'action efficace du produit serait ainsi beaucoup plus prolongée et par suite plus active que celle des piqûres d'émétine. Celles-ci aboutissent à une élimination trop rapide. L'enrobement du médicament sous une couche de kératine est indispensable. Pris en cachet, il détermine souvent de tels vomissements que la médication doit être

---

(1) LEBŒUF. Le traitement de l'amibiase intestinale par l'iodure double d'émétine et de bismuth. *Presse méd.*, 8 juillet 1917.

(2) MARGARET W. JEPPS and J. C. MEAKINS. Detection and Treatment with Emetine Bismuth Iodide of Amebic Dysentery Carriers among Cases of Irritable Heart. (Report to the Medical Research Committee). *Brit. Med. Journ.*, nov. 1917.

(3) WADDEL, C. BANKS, H. WATSON and W. O. REDMANN KING. The Treatment of 102 Carriers of Entamœba Histolytica with Emetine Bismuth Iodide. *Journal R. A. M. C.* March 1918.

interrompue. Tous les sujets traités présentent pendant la durée du traitement une diarrhée plus ou moins prononcée ; mais LEBŒUF estime que ce flux diarrhéique doit être respecté. Il réalise une chasse intestinale des plus utiles pour l'élimination des parasites.

Nous avons utilisé l'iodure double d'émétine et de bismuth chez 25 de nos malades (1). Nous le considérons comme le *médicament de choix à opposer à la dysenterie amibienne chronique*. Sous son influence, nous avons vu disparaître rapidement Amibes tétragena et minuta et même kystes dysentériques, chez des malades pour lesquels toute autre médication était restée vaine. Le traitement fut assez pénible, les deux ou trois premiers jours surtout ; à ce moment, les nausées furent fréquentes, la diarrhée redoublée, puis en général, une sorte d'accoutumance s'est rapidement établie.

Dans 14 cas sur les 25 que nous avons ainsi traités, la cure habituelle de douze jours a suffi pour assurer la disparition des amibes ou des kystes. Seuls, ont résisté à une première cure par l'iodure double, les malades dont l'amibiase était associée à de la lambliose ou de la trichomonase.

Dépresseur, hypotenseur comme le chlorhydrate d'émétine, l'iodure double sera toujours utilisé associé aux mêmes correctifs.

Malgré une guérison apparente, nous pensons que des « cures successives » avec l'iodure double d'émétine tous les trois mois, tous les six mois, tous les ans, selon les cas ; ou bien à l'occasion d'une poussée d'entérite banale, sont tout à fait à conseiller : à maladie chronique, traitement chronique.

---

(1) Jacques CARLES. Dysenterie amibienne chronique et iodure double d'émétine et de bismuth. *Paris Médical*, 1918.

Le *sulfate de thorium* a été préconisé par FROUIN (1). Celui-ci le donne en cachets à raison de 4 à 6 grammes par jour, au moment des repas. Au bout de cinq jours, il ajoute à ce premier traitement 4 grammes de sulfate de thorium dans un lavement de 200 grammes. Celui-ci sera renouvelé durant 4 jours.

Nous basant sur les bons résultats signalés par FROUIN, nous avons essayé le sulfate de thorium chez un certain nombre de nos dysentériques amibiens. Nous devons reconnaître que les résultats ont été sensiblement nuls et, chez la plupart de nos malades, le traitement a même déterminé de l'amaigrissement, de la fatigue générale, une diminution de l'appétit ; aussi que nous ne nous sommes pas cru autorisé à continuer l'usage du médicament.

Le *Khôsham* est d'un usage classique dans la dysenterie. C'est le nom chinois du *Brucea Sumatrana* (Simaroubées) dont on utilise les semences.

Ses propriétés sont bien connues, en particulier des médecins chinois. Il a une action éméto-cathartique et cholagogue, hémostatique et astringente. C. H. LE-MOINE le considère comme d'une grande valeur aussi bien pour le traitement de la dysenterie amibienne à son début que dans ses formes chroniques. On le donne à raison de 8 centigrammes le premier jour, 16 centigrammes le deuxième, 32 centigrammes le troisième, 16 centigrammes le quatrième, et 8 centigrammes le cinquième. Cette série de cinq jours de traitement est à recommencer selon l'effet produit.

Avant de connaître l'iodure double d'émétine, nous avons utilisé le Khôsham chez un certain nombre de nos dysentériques chroniques. Chez quelques-uns, ce médi-

______

(1) FROUIN. Action des sels de thorium sur la dysenterie amibienne. *Soc. de Biologie*, 3 février 1917.

cament nous a donné de très bons résultats. Après une courte période irritative, durant laquelle il provoque de la diarrhée et même quelques suffusions hémorragiques, survient une période de calme et d'amélioration très appréciable ; *les* kystes se font plus rares et peuvent même disparaître. Mais, chez d'autres malades, l'action du Khôsham est restée tout à fait nulle, si bien qu'en définitive ce médicament nous paraît avoir dans la dysenterie amibienne des effets très incertains.

L'écorce du *Simarouba*, grand arbre de la Guyane et des Antilles, a également une vieille réputation dans le traitement de la dysenterie chronique. Dans les formes diarrhéiques en particulier, il nous a rendu quelques services. On l'administre immédiatement ou après trois ou quatre jours de régime lacté sous forme d'une décoction préparée dans du vin blanc. On prescrit :

<pre>
Ecorce de simarouba ....   6 à 12 gr.
Vin blanc .. ..   500 gr.
</pre>

On réduit par l'ébullition à 300 grammes environ ; on filtre et on prend en trois fois dans une journée en restant à jeun.

Les *cures émétino-arsénicales* telles que les ont conseillées RAVAUT et KROLUNITSKY (1) consistent en une série de dix injections intra-veineuses de 0 gr. 30 de novarsénobenzol en solution concentrée. Entre chaque injection, on laisse écouler un intervalle de deux jours, pendant lesquels il convient d'injecter chaque jour de 0 gr. 02 à 0 gr. 06 d'émétine. On fait seulement une piqûre au début et une seconde à la fin

____

(1) RAVAUT et KROLUNITSKY. Le traitement mixte de la dysenterie amibienne par les cures émétino-arsenicales. *Paris Médical*, 6 janvier 1917.

du traitement arsénical, si le malade supporte mal l'émétine. MAUTÉ emploie des doses progressives de 0 gr. 15, 0 gr. 30, 0 gr. 45, 0 gr. 60, 0 gr. 75 de novarsénobenzol avec repos de six à sept jours entre chaque piqûre avec à la fin des piqûres d'émétine.

RAVAUT et KROLUNITSKY ont aussi utilisé le salvarsan et le néosalvarsan en lavement. Ils en administrent 0 gr. 15 dans 150 grammes d'eau avec quelques gouttes de laudanum.

Grâce à ce traitement mixte, ils auraient constaté la persistance des kystes dans les selles dans seulement 20 p. 100 des cas quand il s'agit de dysenteries aiguës. Dans les formes chroniques, larvées, les résultats seraient beaucoup plus lents et les kystes persistent dans plus de la moitié des cas.

Cette médication est des plus utiles pour les malades qui ne supportent point l'émétine. RAVAUT et KROLUNITSKY font ressortir que l'action déprimante de cette dernière est corrigée par l'action eutrophique de l'arsénobenzol et leur double pouvoir, efficace vis-à-vis de l'Amibe dysentérique, se trouve superposé.

Pour notre part, nous substituons volontiers les injections intra-musculaires *d'hectine* au novarsénobenzol. Plus maniable, moins toxique, elle nous a toujours fourni d'excellents résultats. Une série de 10 piqûres de 0 gr. 10 à 0 gr. 20 est très efficace chez beaucoup de dysentériques anémiés et asthéniques (1).

____

(1) Dans un livre qui paraît au moment où nous corrigeons nos dernières épreuves *(Syphilis, Paludisme, Amibiase.* Collection Horizon, Masson, 1918), P. RAVAUT conseille comme traitement de choix de l'amibiase chronique : un jour, iodure d'émétine à la dose de 0 gr. 05 à 0 gr. 20 ; le lendemain novarsénobenzol aux mêmes doses ; puis le troisième jour reprise de l'iodure d'émétine et ainsi de suite pendant douze jours. Iodure d'émétine et novarsénobenzol sont donnés en capsules glutinisées ou en gélatine formolée.

L'*ipéca* était le traitement de choix de la dysenterie amibienne avant l'usage de l'émétine ; témoin le nom de racine antidysentérique qu'on lui donne souvent. On peut l'administrer sous forme *d'ipéca à la brésilienne.*

On fait bouillir, puis on laisse infuser pendant douze heures de 2 à 6 grammes de poudre d'ipéca dans 300 grammes d'eau. On décante et on fait prendre au malade, en trois fois, ou mieux, par cuillerées d'heure en heure. La même poudre subira trois jours de suite le même traitement et le malade ingérera le matin ou en plusieurs fois dans la journée le produit de ces nouvelles infusions. Le premier jour, il y a souvent vomissements et forte diarrhée, puis la tolérance se fait.

On prescrit encore :

```
Racine d'ipéca concassé..........    2 gr.
Eau.............................  150 gr.
```

Faire bouillir 1 /4 d'heure et ajouter sirop d'opium, 30 grammes, à prendre par cuillerées à soupe d'heure en heure.

Cette formule permet d'avoir une préparation immédiate.

L'ipéca a longtemps été utilisé, associé au calomel, sous forme de *pilules de Segond.*

```
Ipéca en poudre. ...............    0 gr. 05
Calomel.........................    0 gr. 02
Extrait aqueux d'opium. .........   0 gr. 01
```

Sirop de nerprun ou extrait de rhubarbe Q. S. pour une pilule à prendre 4 à 6 par jour de 2 heures en 2 heures.

Ross (1) le fait prendre quelques jours par mois durant de longues années aux dysentériques chroniques. Il l'associe au sulfate de quinine qui, d'après

---

(1) Ronald Ross. Communication sur le traitement de la pysenterie. *The Lancet*, 1er janvier 1916.

Vincent (1), aurait *in vitro* un effet foudroyant sur les Entamibes. Ross prescrit :

<table>
<tr><td>Poudre d'ipéca.................</td><td rowspan="4">ââ 0 gr. 30</td></tr>
<tr><td>Poudre de Dover..............</td></tr>
<tr><td>Tanin ....</td></tr>
<tr><td>Sulfate de quinine............</td></tr>
</table>

pour une dose quotidienne. Il conseille d'y ajouter fréquemment l'emploi des sulfates de soude et de magnésie. Ces derniers, par l'hypersécrétion qu'ils provoquent, déterminent un véritable balayage des Amibes vers la lumière de l'intestin. La petite dose de 10 grammes à prendre chaque matin à jeun dans un verre d'eau de Vichy rend de grands services.

Le *traitement local* enfin a une importance souvent capitale. Nous avons vu que le siège de prédilection des lésions et par conséquent de la pullulation des Amibes est constitué par l'S iliaque et le rectum. Ce sont des régions où il semble aisé de les atteindre et de les détruire. En fait, cette destruction n'est ni aussi facile, ni aussi radicale qu'en principe on pourrait l'espérer.

Cependant la rectoscopie, en particulier, nous a rendu souvent les plus grands services en nous permettant d'aller directement cautériser avec une solution de nitrate d'argent à 1/100 des ulcères tenaces où fourmillaient les Amibes. Elle permet aussi l'ablation, en pleine lumière, des polypes pédiculés ; elle rend facile l'emploi de pansements locaux au niveau des régions particulièrement enflammées, soit par application directe de poudre de dermatol, soit à l'aide de petits crayons au protargol qu'on place aisément au niveau même des zones malades. On utilise aussi

____

(1) Vincent et Muratet. *Dysenteries, Choléra asiatique et Typhus exanthématique.* Collection Horizon. Masson et Cie, éditeurs, 1917.

avec avantage, selon les circonstances, les divers pansements préconisés par FRIEDEL (1).

On délaie 10 grammes de coréine (nous avons utilisé avec le même avantage la gélose ou l'agar-agar) dans 150 centimètres cubes d'eau froide ; on ajoute ensuite 600 centimètres cubes d'une infusion chaude à 40° en agitant le mélange. Pendant que le mucilage s'épaissit, on incorpore les médicaments. Nous donnerons ici quelques-unes des formules de FRIEDEL qui nous ont paru les plus utiles chez nos malades.

Pansement calmant.

Mucilage	700 cmc.
Laudanum de Sydenham.........	XXX gttes

Pansements désinfectants

Mucilage	700 cmc.
Liqueur de Labarraque...........	4 gr.
ou Huile goménolée à 33 p. 100	4 gr.

Pansements cautérisants

Mucilage	700 cmc.
Dermatol	5 à 10 gr.
ou Nitrate d'argent................	0 gr. 10.

ou Pansements à actions combinées

Mucilage	700 cmc.
Chlorure de calcium	4 gr.
Laudanum de Sydenham.........	XXX gttes.
Huile goménolée...................	10 cmc.

Pris très lentement, le pansement est retenu difficilement plus d'une demi-heure le premier jour. On le répète tous les deux ou trois jours ou même plus rarement si la réaction est trop vive ; ils arrivent à être conservés jusqu'à douze et vingt-quatre heures.

Le protargol et le collargol ne peuvent être donnés

---

(1) FRIEDEL. Les rectocolites hémorragiques érosives. *Arch. des Mal. App. Digestif et de la Nutrition*, 1914.

avec un mucilage à l'agar-agar, mais sous forme de simples lavements très lents. On aura recours à des doses de 0 gr. 25 à un gramme pour un litre d'eau bouillie. Ils seront rejetés au bout de dix minutes à un quart d'heure pour éviter d'être entièrement résorbés. Ils nous ont paru des plus utiles et doivent compter parmi les médicaments les plus précieux à employer dans les dysenteries chroniques. Non douloureux, ils sont acceptés facilement par les malades, pour lesquels les lavages au nitrate d'argent, même à 1/4000, constituent souvent au contraire un véritable supplice.

TRAITEMENT DES ASSOCIATIONS PARASITAIRES

L'amibiase existe rarement seule. Nous avons vu que de nombreux parasites peuvent lui être associés. Il est indispensable de chercher à en débarrasser le malade. Beaucoup de dysentériques n'arrivent à la période d'accalmie et de guérison apparente qu'une fois débarrassés des *Lamblias*, des Trichocéphales, des Ascaris, etc., qui encombrent leur intestin. Nous avons cité à cet égard deux observations tout à fait probantes (voir p. 99).

Voyons rapidement quel traitement il convient d'utiliser.

Contre les ASCARIDES (Ascaris, Oxyures), on emploie la poudre de *semen-contra*. On en donne de 2 à 6 grammes par jour dans du miel, du sirop, du lait sucré ou mieux en infusion. On administre une heure après un léger purgatif.

On peut utiliser encore la *santonine* à raison de 0 gr. 08 à 0 gr. 12 pour un adulte, mêlée à du miel ou prise en pastilles ou en tablettes.

Dans les cas tenaces, on y associe le calomel.

Pour les TRICHOCÉPHALES, L'ANKYLOSTOME, LES TŒNIAS, il faut recourir à *l'extrait éthéré de fougère mâle*. On peut l'administrer selon la pratique de TROUSSEAU : Premier jour : diète lactée. Deuxième jour, le matin à jeun, 4 grammes d'extrait éthéré en quatre doses à un quart d'heure d'intervalle. Troisième jour, même prescription que le second et un quart d'heure après la dernière dose 50 grammes de sirop d'éther, une demi-heure après purgatif: calomel ou scammonée. On utilise encore avec avantage la formule de CRÉQUY et LIMOUSIN :

Extrait éthéré de fougère mâle....... 0 gr. 50
Calomel........................... 0 gr. 05

pour une capsule, 14 à 16 capsules le matin à jeun, 2 par 2 toutes les 10 minutes.

S'il s'agit de tœnias, le malade doit aller sur un vase plein d'eau tiède et y attendre l'expulsion parfois lente du parasite, sans tirer pendant qu'il se déroule afin d'éviter de le casser.

En cas d'échec, on peut recourir à la pelletiérine (alcaloïde de la racine du grenadier).

On prescrit :

Sulfate de pelletiérine .... } 0 gr. 30
Sulfate d'isopelletiérine .... }
Tanin.. .... 0 gr. 50
Eau .... 100 cure

Prendre en une fois, absorber au bout de 10 minutes un verre d'eau sucrée, puis 15 à 20 grammes d'eau-de-vie allemande.

Le *thymol*, puissant parasiticide, se donne à la dose de 1 à 3 grammes en cachets de 1 gramme ; on les fait prendre de deux heures en deux heures. On fait suivre la dernière prise de l'administration d'un purgatif salin. Le thymol est très soluble dans l'alcool, l'éther, soluble dans les huiles, très peu dans l'eau.

Pour éviter tout accident toxique, on évitera le jour de sa prise, boissons alcoolisées et aliments préparés à l'huile. La diète avec bouillon dégraissé, lait écrémé, café sucré est d'ailleurs indiquée ce jour-là.

Nous nous sommes très bien trouvé chez certains dysentériques chroniques, pour lesquels l'émétine et l'arsenic étaient inefficaces, de petites doses de thymol (0 gr. 10 à 0 gr. 15 par jour), données régulièrement tous les matins à jeun durant huit jours.

Le TRICHOMONAS et le TETRAMITUS seront combattus par l'essence de térébenthine. On en donnera de 1 à 4 grammes en vingt-quatre heures sous forme de capsules ou en potion ; mais à doses fractionnées pour éviter l'intolérance. Dans le cas d'échec, il faudrait recourir aux lavements au nitrate d'argent ou térébenthinés. VACCAREZZA conseille les lavements iodés à 1 /1000.

Les *Lamblias* ont plus de résistance et il est souvent difficile de les faire disparaître. Chez certains malades, il suffit d'utiliser le lait caillé (BRUMPT), le sulfate de soude à petites doses répétées, la térébenthine, les lavements au nitrate d'argent ou à l'iode. Chez quelques-uns, nous avons eu de bons résultats avec le *soufre* employé à la dose quotidienne de 2 à 6 grammes en trois prises.

Mais, pour d'autres, tout a échoué et nous avons été réduits à faire du traitement symptomatique de ces colites rebelles à Lamblia.

GOIFFON et J. CH.-ROUX (1) ont noté la même résistance fréquente de ces parasites aux traitements habituels par le thymol, la santonine, la fougère mâle, le salicylate de bismuth, le bleu de méthylène, l'arsénobenzol.

Aussi, dans certains cas où l'amibiase est associée

---

(1) GOIFFON et J. CH.-ROUX. *Loc. cit.*

à la lambliose, on comprend quelle peut être la gravité du pronostic.

Les Spirilles disparaissent en général à la suite d'un traitement arsénical (néosalvarsan, hectine, cacodylate de soude) ; mais ils jouent un rôle assez secondaire dans la dysenterie amibienne.

En définitive, de l'énumération de ces nombreux procédés thérapeutiques, nous retiendrons surtout les conclusions suivantes :

1° **Contre la dysenterie amibienne aiguë** ou en poussée de reviviscence, les *injections sous-cutanées d'émétine* ont une véritable valeur spécifique. Mais si, en quelques heures, elles permettent de faire rétrocéder les accidents présentés, elles ne réalisent point toujours la disparition définitive des Amibes ou des kystes dysentériques. Un traitement prolongé, des cures successives, même associées à l'arsenic (arsénobenzol, hectine) peuvent à ce point de vue rester inefficaces.

2° **Pour combattre la dysenterie chronique,** le médicament de choix est *l'iodure double d'émétine et de bismuth.* La cure habituelle de douze jours suffit le plus souvent à faire rétrocéder les accidents présentés et à faire disparaître des selles Amibes ou kystes dysentériques. L'iodure double d'émétine et de bismuth réussit souvent, là où la série nombreuse des médicaments antidysentériques a échoué.

3° **Contre les séquelles locales de la dysenterie** et en particulier les lésions rectales souvent si tenaces, les lavements au nitrate d'argent ou au protargol, les pansements de Friedel rendent de grands services. Il peut être nécessaire de cautériser directement les points malades en s'aidant de la recto-sigmoïdoscopie.

4° Si la dysenterie amibienne chronique est associée à une parasitose, on ne peut compter sur la guérison tant que le malade ne sera point débarrassé des *Trichomonas*, *Lamblia*, Trichocéphales, etc., dont il est porteur.

Dans ce cas, le traitement par la térébenthine, le thymol, le soufre, le semen-contra, la fougère mâle, la pelletiérine, les lavements au nitrate d'argent, doivent précéder l'emploi des capsules d'iodure double d'émétine et de bismuth.

LES RÉGIMES DANS L'AMIBIASE. TRAITEMENT DES INSUFFISANCES SECRÉTOIRES ET DES PHÉNOMÈNES DE FERMENTATION OU D'ENTÉRO-NÉVROSE ASSOCIÉS A L'AMIBIASE CHRONIQUE.

Dans la dysenterie amibienne en période aiguë ou en poussée de reviviscence, le régime à prescrire est celui qui est de règle dans toutes les maladies infectieuses.

Au début, on se contentera de calmer la soif et de donner des boissons abondantes pour activer la diurèse. Les infusions chaudes, le bouillon de légumes, l'eau de riz, le thé, le punch, le champagne, s'il y a tendance au collapsus, seront suffisants. Dès les premières heures de l'accalmie obtenue avec l'émétine, on donnera des potages farineux, des fécules lactées, des crèmes, des laitages, pour en arriver vite à une alimentation plus substantielle avec des œufs peu cuits, des purées de légumes, des biscuits, du pain grillé, de la viande grillée. On se souviendra que le dysentérique amibien doit être rapidement alimenté. Le relèvement précoce de l'état général est un facteur important du pronostic éloigné et de l'allure plus ou moins traînante ou récidivante que prendra plus tard la maladie.

Mais *quand il s'agit de dysenterie chronique*, la question du régime à prescrire a une importance primordiale. Toute erreur à ce point de vue risque d'entraîner une longue prolongation des troubles déterminés par l'amibiase.

Nous avons étudié les moyens cliniques à notre disposition pour connaître rapidement le milieu dans lequel se multiplient les Amibes.

Il nous reste à indiquer le traitement à mettre en œuvre pour corriger les insuffisances secrétoires et les phénomènes de fermentations, décelés par le repas d'épreuve et l'examen microscopique des selles, (voir p. 102 et 107).

On ne perdra point de vue que pour guérir une amibiase chronique, le traitement spécifique est bien loin de suffire et il est tout aussi nécessaire de se préoccuper de l'état de fonctionnement défectueux de l'appareil digestif. En d'autres termes, il ne suffit pas de s'occuper de la destruction de la parasitose, *il faut aussi traiter l'entérite chronique, l'insuffisance gastro-intestinale*, si souvent superposées à l'amibiase elle-même. Elles en font souvent la principale gravité.

Avons-nous constaté une *insuffisance de sécrétion stomacale* avec absence de digestion du tissu conjonctif et des fibres élastiques ? Nous donnerons à notre malade, en dehors de tout traitement antiamibien et en variant selon les cas : de la pepsine, de la papaïne, de l'eau de mer (1), de l'acide chlorhydrique, du suc gastrique sous forme de gastérine ou de dyspeptine. Avons-nous observé une insuffisance de digestion des

---

(1) Jacques CARLES. L'eau de mer en ingestion. *Province Médicale*, 21-26 mai 1906 et *Soc. de Médecine de Bordeaux*, 27 avril et 5 mai 1907.

amidons, des graisses, des fibres musculaires, il faudra *corriger l'insuffisance pancréatique et biliaire.*

Nous utiliserons pour cela l'eau de Vichy prise tiède le matin à jeun avec une cuillerée à café de sulfate de soude. Nous donnerons la teinture d'ipéca si utile par son action excitante sur toutes les sécrétions digestives (R. SAINT-PHILIPPE). La dose en sera progressive de 5 à 10 gouttes, un quart d'heure avant les deux repas. Nous y joindrons au besoin la pancréatine prise en mangeant sous forme de capsules glutinisées ou kératinisées.

L'insuffisance de sécrétion des sucs intestinaux sera corrigée par la prise d'acide tartrique ou d'acide chlorhydrique au moment où l'estomac se vide, trois ou quatre heures après les repas. On excite ainsi la production de la sécrétine qui, résorbée, passe dans le sang et excite la formation du suc pancréatique (BAYLISS et STARLING). On peut donner aussi de l'entérokinase qui active la sécrétion de la trypsine.

On a peu de moyens pour modifier la formation des ferments saccharolytiques (maltase, lactase, invertine) ou des ferments amylolytique (amylase) ou protéolytique (érepsine). A ce point de vue d'ailleurs, nous allons voir qu'il est facile d'intervenir de façon indirecte en modifiant l'action microbienne intestinale dont le pouvoir saccharolytique, amylolytique ou protéolytique est bien supérieur à celui des sucs sécrétés par l'intestin.

Quand l'examen des selles a montré la présence en excès, de germes protéolytiques (flore bleue) (p. 78 et 109), il est nécessaire de soumettre les malades à un traitement capable de modifier les phénomènes de putréfaction intestinale, si favorables à l'évolution de l'amibiase et de toutes les parasitoses.

Pour cela, la meilleure méthode est encore le régime spécial préconisé par COMBE (de Lausanne). Le malade est soumis à une alimentation composée de lait écrémé (1), additionné de fécules, de lait caillé et de fromage frais, de légumes verts et de fruits très cuits et surtout de féculents employés largement. Seules les farines de céréales sous leurs formes variées, les pommes de terre, puis le riz, les pâtes alimentaires, les marrons, le sucre, un peu de beurre et de crème de lait doivent entrer dans la composition de ce régime hydrocarboné. Les légumineuses, telles que haricots, pois, fèves, lentilles, sont trop riches en azote pour pouvoir y figurer.

A l'aide de semblable alimentation, il se constitue rapidement dans l'intestin un véritable milieu antiputride. Les germes protéolytiques anaérobies, agents des putréfactions intestinales, disparaissent aussitôt qu'ils sont privés des aliments azotés et des graisses aux dépens desquels ils pullulent. Il faut ajouter à cela l'action antiputride spéciale du lait et de ses dérivés solides (fromages frais et lait caillé), dont la lactose est décomposée, sous l'influence du *B. coli* et du *lactis ærogenes*, en acides succinique et lactique (COMBE). Ces acides ont une action empêchante importante vis-à-vis des germes anaérobies protéolytiques. Les farineux, qui donnent aussi naissance, bien que plus lentement, aux mêmes acides lactique et succinique, agissent dans le même sens.

L'emploi des ferments lactiques, du lait caillé bulgare est aussi fort utile grâce au rôle antagoniste des germes lactiques, vis-à-vis des bacilles protéolytiques.

On ne perdra point de vue que ce traitement et ce régime de désintoxication doivent être momentanés.

----

(1) Certains de ces malades ont de la dypsepsie des graisses. Pour eux, l'usage du petit lait, du lait homogénéisé est indispensable.

En période d'entérite aiguë, le lait, plus fermentescible que les féculents, est parfois très mal toléré. S'il n'est pas supporté mélangé aux farineux, il sera définitivement écarté.

Prolongé indéfiniment, il finirait par provoquer une véritable dyspepsie des féculents, avec intoxication acide par pullulation excessive des germes saccharo-lytiques et amylolytiques.

Par conséquent, dès qu'on aura obtenu la disparition de la diarrhée et des selles putrides, il faudra autoriser l'usage progressif des œufs, des légumineuses, de la viande, du poisson pris en quantité modérée. A la moindre alerte, on en reviendrait pour quelques jours au régime lacto-farineux.

Nous avons pu vérifier bien des fois les effets vrai-ment merveilleux du régime de Combe. Des malades, dysentériques et autres, qui présentaient de la diarrhée putride avec phénomènes d'auto-intoxication pro-fonde, en étaient débarrassés en quelques jours par la cure hydrocarbonée. En même temps, nous pouvions noter la transformation rapide de la flore intestinale, qui d'abord presque uniquement protéalytique, rede-venait normale en huit ou dix jours.

Au régime des féculents, on associera avec avantage l'usage répété du |peroxyde de magnésium (GILBERT et JOMIER), du calomel, de l'huile de ricin ou du sulfate de soude à petites doses, dont l'action désinfectante puissante a été démontrée par GILBERT et DOMINICI.

Existe-t-il, au contraire, des proportions excessives sinon exclusives de germes amylolytiques (flore rouge) (p. 78 et 79).?. Il peut être nécessaire de soumettre les malades durant quelques jours à un régime uniquement azoté.

On supprime le sucre, le lait, les laitages, les fécu-lents, le pain ; on donne seulement des viandes et du poisson grillés, des œufs.

On revient progressivement à l'usage des hydrates de carbone et à une alimentation normale, au fur et à mesure que les examens des matières montrent que la flore régulière s'est reconstituée.

J. CARLES. 8*

Enfin, l'amibiase ou la parasitose est-elle associée à une entéro-névrose ou à une sympathose abdominale, il faut ajouter au traitement spécifique, l'usage de la valériane, de l'adrénaline, des pansements humides ou à l'éther sur le creux épigastrique. Il faut recourir à l'héliothérapie et à l'hydrothérapie chaude, aux bains électriques statiques, aux cures thermales de Plombières ou de Néris. De la gymnastique pour refaire les muscles abdominaux défaillants, une bonne ceinture abdominale sont également nécessaires aux amaigris et aux ptosiques. On corrige ainsi l'abaissement du côlon transverse et on fait disparaître les douleurs liées au tiraillement des filets nerveux du sympathique (DEGLOS) (1).

EN DÉFINITIVE, *le diagnostic et le traitement de la dysenterie amibienne comprennent en même temps celui de toutes les entérites chroniques.*

Il ne suffit pas, en effet, et c'est la conclusion de cette étude, de savoir si le malade observé est ou non un dysentérique amibien et de lui appliquer ou non une médication spécifique.

Il importe encore d'établir si une parasitose ou une infection microbienne déterminée n'est pas associée à la maladie. Il faut s'assurer qu'une entéro-névrose, une sympathose, une insuffisance glandulaire ne lui sont pas superposées. Il faut enfin connaître exactement la valeur des sécrétions gastro-intestinales et de l'utilisation digestive de tout sujet examiné.

Toute négligence dans l'établissement de ce diagnostic complet conduirait à des résultats précaires et souvent illusoires.

---

(1) DEGLOS. Syndrome abdominal douloureux. *Paris Médical,* 13 juillet 1918.

TABLE DES MATIÈRES

IV. — Complications

V. — Anatomie pathologique

VI. — Diagnostic

A. — LES RECHERCHES A PRATIQUER POUR ÉTABLIR LE DIAGNOSTIC D'AMIBIASE.
LES CONSTATATIONS QU'ELLES PERMETTENT.

VII. — **Pronostic**

VIII. — **Prophylaxie**

IX. — **Traitement de l'Amibiase**